颈淋巴结清扫术
实用指南

Practical Guide to Neck Dissection

Focusing on the Larynx

（第 2 版）

原　著　Marco Lucioni

主　译　刘良发　宋跃帅

科学出版社

北　京

图字：01-2018-7641 号

内 容 简 介

颈淋巴结清扫术是外科手术中保障多种疾病预后的极其重要的技术，也是耳鼻咽喉头颈外科、口腔颌面外科、颅底神经外科、普通外科、心胸外科等学科必备的手术技能之一。本书将颈部分为 7 大解剖区域（包括相关的椎前、腮腺等区域），聚焦于颈部各器官疾病在手术中进行淋巴结清扫的全部关键知识。作者结合大量颈部手术操作及尸体解剖的照片和绘图讲述了清扫术相关的大体解剖、浅表解剖和微观解剖，提供了手术线路选择和操作技术要点，可以引导医师较为圆满地解决局部出血、神经损伤等一系列手术并发症问题，是不可多得的颈淋巴结清扫术的指导用书。

本书可供耳鼻咽喉头颈外科、口腔颌面外科、颅底神经外科、普通外科等多学科医生从事颈部手术时借鉴使用。

图书在版编目（CIP）数据

颈淋巴结清扫术实用指南 /（意）马可·卢乔尼（Marco Lucioni）著；刘良发，宋跃帅主译. —北京：科学出版社，2019.6
ISBN 978-7-03-061525-1

Ⅰ. ①颈… Ⅱ. ①马… ②刘… ③宋… Ⅲ. ①颈—淋巴结—切除术—指南 Ⅳ. ① R654.7-62

中国版本图书馆 CIP 数据核字（2019）第 110526 号

责任编辑：徐卓立 / 责任校对：郭瑞芝
责任印制：李 彤 / 封面设计：吴朝洪

First published in English under the title
Practical Guide to Neck Dissection: Focusing on the Larynx （Second Edition）
edited by Marco Lucioni
Copyright © Springer-Verlag Berlin Heidelberg 2013
This edition has been translated and published under licence from
Springer Heidelberg New York Dordrecht London

科 学 出 版 社 出版
北京东黄城根北街 16 号
邮政编码：100717
http://www.sciencep.com

北京市金木堂数码科技有限公司印刷
科学出版社发行 各地新华书店经销

*

2019 年 6 月第 一 版　开本：787×1092　1/16
2024 年 6 月第四次印刷　印张：14
字数：334 400

定价：148.00 元
（如有印装质量问题，我社负责调换）

翻译者名单

主　译　刘良发　宋跃帅

译　者　（以姓氏汉语拼音为序）

韩曙光　首都医科大学附属北京友谊医院耳鼻咽喉头颈外科

贾　岩　天津医科大学肿瘤医院

李春丽　武汉市第一医院耳鼻咽喉科

刘　坤　首都医科大学附属北京友谊医院耳鼻咽喉头颈外科

刘会战　克瑞顿大学（Creighton University）

刘良发　首都医科大学附属北京友谊医院耳鼻咽喉头颈外科

路　承　首都医科大学附属北京友谊医院耳鼻咽喉头颈外科

彭　哲　首都医科大学附属北京友谊医院耳鼻咽喉头颈外科

齐　悦　首都医科大学附属北京友谊医院耳鼻咽喉头颈外科

宋跃帅　首都医科大学附属北京友谊医院耳鼻咽喉头颈外科

王钰彧　首都医科大学附属北京友谊医院耳鼻咽喉头颈外科

王振晓　首都医科大学附属北京友谊医院耳鼻咽喉头颈外科

于树夔　首都医科大学附属北京友谊医院耳鼻咽喉头颈外科

张奥博　首都医科大学附属北京友谊医院耳鼻咽喉头颈外科

主译简介

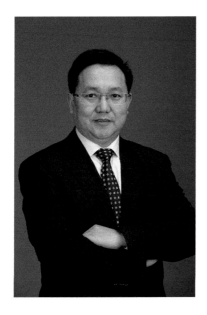

刘良发

教授，主任医师，博士生导师。

首都医科大学附属北京友谊医院耳鼻咽喉头颈外科副主任。

现任中华医学会耳鼻咽喉头颈外科分会头颈学组委员会、中国残疾人康复协会无喉者康复专业委员会委员；担任中国医疗保健国际交流促进会耳鼻咽喉头颈外科分会、颅底外科分会及甲状腺疾病防治分会委员。担任教育部留学回国人员科研启动基金、国家自然科学基金评审专家。担任《中华耳科学杂志》《国际耳鼻咽喉头颈外科杂志》编委和《中国耳鼻咽喉颅底外科杂志》常务编委。承担国家自然科学基金课题 1 项，省部级课题 3 项，发表论文 80 余篇，获省部级医疗成果奖及科技成果奖 3 项。2014 年起，连续 3 年荣登"中国名医百强榜"并被评为全国"头颈外科 Top10"。

主要擅长头颈部肿瘤的诊断和外科治疗，对甲状腺肿瘤，喉癌，下咽癌，鼻腔、鼻窦恶性肿瘤，涎腺肿瘤，咽旁颞下窝及颅底肿瘤的外科治疗有丰富经验，对喉气管狭窄的治疗亦有很深造诣。擅长头颈肿瘤切除术后采用各种局部皮瓣、区域皮瓣及游离组织瓣修复缺损并实施功能重建。

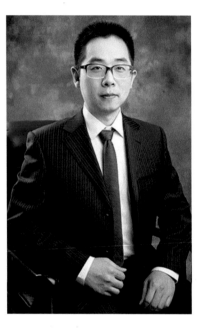

宋跃帅

医学博士，首都医科大学附属北京友谊医院耳鼻咽喉头颈外科主治医师。

毕业于天津南开大学，师从著名专家韩东一教授、戴朴教授，主要从事 立体视觉技术在耳显微外科的应用性研究。2015 年起在首都医科大学附属北京友谊医院耳鼻咽喉头颈外科从事耳显微、耳神经及侧颅底外科相关工作，并承担颞骨解剖实验室的研究及教学。组织了 2016 ～ 2018 年度国家级医学继续教育项目友谊颞骨解剖与耳显微外科手术学习班。2018 年开始在美国克瑞顿大学（Creighton University）开展科研工作。

获国家发明专利 1 项，实用新型专利 6 项；发表耳显微及耳神经外科相关论文 20 余篇；作为主编或副主编出版了《耳显微外科立体手术图谱》、《耳外科立体解剖图谱》、*Stereo Operative Atlas of Micro Ear Surgery* 等专著。

译者前言

众所周知，颈部是人体非常重要的桥梁结构，它上承颅底，下接胸部，直接连接中枢与躯干。颈部内容丰富且复杂，它不仅包含颈总动脉、颈内静脉等大血管系统，也包含着副神经、迷走神经、舌咽神经等重要的神经结构，还包含甲状腺、咽喉等众多重要脏器，因此是人体解剖结构最复杂的区域之一。颈部凭借其特殊的位置和内部极为精细的结构，成为耳鼻咽喉头颈外科、颅底外科、口腔颌面外科、神经外科、普通外科、胸外科等多个学科诊治工作中均会涉及的解剖区域，有众多的临床手术与之密切相关。因而作为上述相关科室的临床医师，熟练掌握颈部解剖是开展临床手术的基础和保障。

《颈淋巴结清扫术实用指南》（*Practical Guide to Neck Dissection, Focusing on the Larynx*）一书的英文原版首先是由我科宋跃帅医师推荐给我的，他认为该书对他掌握颈部清扫术这项技术帮助极大，并表达了他想翻译该书介绍给其他年轻医师的愿望。

于是我有幸提前阅读了此书，读后与宋医师很有共鸣，感觉他在阅读外文资料中有一定独到的眼光。该书除了包含丰富而精美的解剖、病理和手术图片外，原著者还紧紧围绕颈部的局部结构，尤其喉癌外科手术的解剖细节及核心理念，对相关的临床应用解剖知识进行了由浅入深、由表及里的系统讲解，确实是一本对临床多个相关学科从业者完成颈部手术操作有很高实用价值的参考书。

《颈淋巴结清扫术实用指南》（第2版）以解剖发展史开篇，聚焦于颈部，明确将颈部分为7大区域，从大体解剖、浅层解剖一直讲到显微解剖，重点围绕喉部肿瘤的类型、扩散方式、检查方法和步骤，一一讲解手术相关的解剖和技巧，正是解决我临床工作实际问题的实用性指南。由于该书已经是第2版，所以我查阅了有关的修订情况，发现喉癌部分是在第2版修订时新加入的内容，第1版以讲述颈部解剖为主，而第2版的补充使该书在临床实用价值方面得到了进一步的提升。

本人长期从事头颈肿瘤外科工作，对作为头颈部肿瘤外科基础的颈部淋巴结清扫术的重要性深有体会。此外，喉癌也是头颈部肿瘤外科的主要疾病之一。该书正是聚焦于上述两大问题的解决方式将相关的技术做了清晰明了的介绍。同时，我认为原著者的著作中至少有两点让我肃然起敬：一方面是原著者自己已然具有了丰富的颈部手术经验，但他仍然孜孜不倦地通过不断的解剖练习以求进一步熟悉和掌握颈部各层次的细微结构及分离手法；另一方面是他不仅仅注重手术技能的提高，还特别擅长资料的收集和积累，不断提升自己的拍照绘画技艺并充实医学人文知识，积累了大量精美的图片资料与大家共享。这种学习态度和工作习惯很值得我们手术医师、尤其年轻医师在今后的工作中学习效仿，对年轻医师自身专业的迅速成长也将大有裨益。

　　该书的翻译稿是以首都医科大学附属北京友谊医院耳鼻咽喉头颈外科为主要骨干的译者团队共同完成的，翻译中团队考虑到中西方文化的差异和工作习惯的不同，除对内容进行反复审校，希望尽可能翻译出原意外，还在比较重要的或可能产生歧义的地方保留了原文，以便于读者对原文的掌握和理解，显示了翻译团队工作的严谨与细致。另外，我自己要借前言之地指明一点：此书虽然我作为第一主译，但书稿完成是大家共同努力的心血结晶，尤其是多位一线医师是翻译团队的主力军，他们年富力强，充满热情，所做的工作应该得到肯定。

　　总之，我认为此书值得向广大同行和专业人员推荐，期待更多的人同我一样从本书的阅读中获得启发和帮助。

首都医科大学附属北京友谊医院

教授　博士生导师

刘良发

2019 年 6 月

原著序 I

下午 3 点的解剖课时间，在一间光线昏暗的房子里，有一位教师和围着他的 30 名学生，以及用于解剖学习的材料，包括肱骨、股骨，一具已被缺乏经验的解剖者先行解剖过的、骨骼肌和肌腱已经被分解过的前臂。而 2 年后的几乎同一时段，我已可以坐在可容纳 300 名学生的圆形解剖室内，远处一具空腔尸体被平放在解剖台上，移出的各种脏器摆放在尸体旁边；教师最后的授课陈述是向死者表达谢意，感谢他"将自己的身体奉献给了科学"——以上是我 35 年前作为医学生的一段记忆，我就读的 Padua 大学是欧洲最古老且久负盛名的著名学府之一。上文我所描述的情形虽然已经过去了许多年，但我相信目前学校的教学情况变化不会太大。

15 年前，我受邀到布鲁塞尔自由大学（Vrije Universiteit Brussel）教授颈部解剖课程。尽管当时我已有近 30 年的颈部手术经验，然而在准备课程的过程中，我突然发觉或更确切说是惊讶地发现，这竟然是我第一次真正意义上自己动手解剖尸体。非常感谢 Pavia 大学的同事将他们的解剖室借给我，解剖的过程真是一种非常刺激而又积极的享受，它促使我和同事拓展了对颈部及其周边区域解剖知识的深入理解。我们一方面在图像上描记颈部各区域的解剖层面，另一方面又在这一实践中不知不觉地回顾着解剖学以往的发展历程。

以研究为目的的解剖可以追溯到亚历山大时期的埃及人，之后许多个世纪尸体解剖在西方世界被犹太人和基督教的宗教文化所禁止。直到 1231 年，Swabia 的弗雷德里克二世在西西里王国发布了一项法令："……所有学习手术的人都应接受外科操作培训，尤其是人体解剖……"，这才使解剖学得以回归。Mondino dei Liuzzi 于 1316 年撰写了第一本关于解剖的书 *Anathomia*，并在 Bologna 大学的教学课程中第一次引入了尸体解剖课程。威尼斯 Serenissima 共和国总督则公开宣称"propter urbis honorem civiumque salute"，意思是为了促进健康每年医学院校里都应该解剖一些尸体。

毫无疑问，"解剖学世纪"应属于 16 世纪及文艺复兴时期的解剖学家，其中最杰出的人物是来自布鲁塞尔的 Andreas Vesalius（1514 ~ 1564），其著有《人体的构造》（*De Humani Corporis Fabrica*）。由于鲁汶（Leuven）大学禁止尸体解剖，当时在这里工作的 Vesalius 被迫转移到 Padua 大学。尽管他年纪尚轻，但由于掌握了丰富的学科知识和精湛的解剖技能，当时的威尼斯 Serenissima 共和国政府曾任命他为国家解剖学会主席。

5 个半世纪后，我们与 Vesalius 经历了同样的旅程，只是方向截然相反。当时由于意大利法律和民意的原因我们无法开办解剖课程，于是不得不离开 Serenissima 前往布鲁塞尔，在那里，一所现代化的大学为我们提供了所有必要的设备和 15 具尸体。我们拥有长期从事颈部手术的经验及最先进的颈部解剖方法，在第二次讲授有关 Andreas Vesalius 讲授的课程之后，作为实施课程准备和教学的合作者、我非常信任的 Marco Lucioni 博士萌生了依据我们的经验和解剖技术编撰颈部解剖专著的想法。我毫不犹豫地鼓励了他，并在日后仔细地审阅了相关的文稿。

现在 Lucioni 的写作已经完成并付梓。我认为这是一本准备全面、充分而且图文并茂的著作，它提供了一种实用而有效的参考工具，使我们对正常的颈部解剖和形态认识更加明晰，同时为所有拟在尸体上进行颈部解剖手术准备的读者提供了宝贵的指导。

或许我对此书的偏爱可能在一定程度上影响我对它的客观评价，但我仍然鼓励读者通读此书。

Italo Serafini

于意大利　维托里奥威尼托城

原著序 II

最早的颈部解剖报告可以追溯到 1882 年的 Richard Volkmann，而到了 1888 年，Franciszek Jawdynski 首次发表了有关手术解剖技术的文章。随后 Henry Butlin 在 19 世纪初，提出了一种用于治疗舌癌的颈部清扫术。目前，距离 George Crile 根据 132 例患者治疗经验提出经典的根治性颈清扫术总结报告已经过去 100 多年，从那时开始，颈清扫术就一直是外科治疗头颈部黏膜和皮肤肿瘤淋巴结转移的主要方法。后来，随着手术技术的进步和对颈部肿瘤淋巴结转移生物学行为的深入研究，人们对颈清扫术进行了大量改良，目的是在保持肿瘤治疗效果的前提下降低手术的并发症。由 Oswaldo Suarez 提出并经 Ettore Bocca 在英文文献中予以推广的一种改良的颈部清扫术就是其中一种。而 Allando Ballantyne 等在 20 世纪下半叶又对颈部清扫术提出了进一步的改良意见。目前，不同类型颈部清扫术的系统分类方法和相应的使用范围已由美国耳鼻咽喉头颈外科学会正式颁布并加以推广，正在全世界的临床实践中广泛应用。

Marco Lucioni 博士的这项由 Italo Serafini 启发而完成的杰出工作应该受到赞扬。在熟悉颈部不同层次解剖的基础上，该书按照颈部解剖的步骤系统展示了相关的解剖图谱。作者分四大区域详细描述了颈部的解剖：腮腺区、颌下三角区、颈侧区和颈中央区；每个区域都清晰讲述了浅层和深层的组织结构；而每个结构所具备的临床治疗意义则在其中的"关键内容"栏目中予以着重强调。每一部分内容的撰写都以列举该区域重要解剖结构开始，然后对各结构的解剖分步分层展开叙述，突出每个结构的显著特征。除此以外，作者还讲述了颈部清扫术的多种改良方法，目前这些改良的术式正在临床实践中大量使用。

对于头颈外科的医学生而言，该书必将成为其个人藏书的宝贵资源之一。因为通过该书不仅可以使他们自己逐步掌握颈部的解剖知识，还可以进一步体会到无论颈部淋巴结是被头颈部肿瘤转移灶累及切除，还是具有转移风险淋巴结的预防性切除，此书都可以作为一个重要的临床指南，保证系统、安全且有效地完成颈部清扫术。它的印刷图片和 DVD 中的图像质量都很清晰。该书作为一本精致而有意义的著作有助于医学生为即将接触的手术打下牢固的基础。

Jatin P. Shah

于美国 纽约

原著序 Ⅲ

通过多年来对解剖学教科书的收集，我对 Testut，Latarjet 和 Rouviere 等关于人体解剖的精彩论述十分熟悉。作为一名在北美从事解剖实践和教学的头颈外科医师，我努力将原版的意大利文翻译成英语，并力求使它更易于被医学生和头颈外科医师所接受和使用。

几年前，我有幸受邀到意大利讲授选择性颈清扫术，并获赠 Marco Lucioni 博士编撰的《颈淋巴结清扫术实用指南》一书。很荣幸当时就能阅读到这本书，这类关于颈部解剖的专著只能由经验和知识已经累积到一定程度，同时兼备解剖才华、艺术思维及高超摄影技术的外科医师才能完成。

阅读该书时，曾经想象过，如果一位读者出于好奇而拿起此书随手翻阅了一下，他首先会看到漂亮的插图，继而会被精致的解剖图片深深吸引；随后读者会进一步阅读插图和图片的图注，并逐渐得出一个结论，即这本书不仅仅是一本收集精美图片的图谱，还是一本对颈部、腮腺和喉部等区域的解剖有着非常深入思考的专业性指导用书。该书因为对颈部肌肉、血管和神经等结构高度清晰的展现、近乎三维的细节描述一定会被医学生视若珍宝。耳鼻喉科和头颈部肿瘤外科的研究生和医师也会非常重视这本书，因为他们将发现自己在颈部、腮腺、甲状腺、喉部的不同手术中所遇到的复杂解剖情形，被一一在此书中以类似实际情况的顺序和方式呈现在眼前。而从事解剖学和外科学的教师也会发现，这本书极具参考价值。因为这本书可以将在教室或手术室内不便于或无法清晰展示的重要解剖结构及它们之间的复杂关系全部展现在读者面前，给医学生、住院医师和临床医学团队的每个成员做出指导。

相信该书将在许多图书馆占有一席之地并广受欢迎，因为它代表着一类虽算不上热点领域但却一直被我们企盼的稀缺型图书。

Jesus E. Medina
于美国　俄克拉荷马城

原著序 IV

我非常荣幸能为 Marco Lucioni 博士编写的这部头颈部外科解剖专著——《颈淋巴结清扫术实用指南》作序。

我与 Lucioni 博士相识多年，在我访问维托里奥威尼托城（Vittorio Veneto）期间有机会聆听了他的课程并与之相熟，我十分欣赏他的才华。

在头颈部手术中具有如此丰富经验和才华的人肯定渴望编写一部关于颈部、喉和涎腺手术的、展现出精湛解剖细节且图文并茂的好书。

该书最令人印象深刻的是拍摄质量极好的术中照片及信息丰富的插图，这些均有助于耳鼻喉科专家、喉科医师及头颈外科医师在手术中既能实施精确的解剖定位和外科切除，又能尽量保留该部分的结构和功能。我认为，借助于全书对肌肉、血管、神经和淋巴间复杂空间关系的详细描述及精美图片，外科医师即使面对困难重重且风险较大的头颈部手术，在重重叠叠的组织结构解剖中也能做到游刃有余。

该书学术价值极高，强烈建议将其作为意大利头颈外科医师学习相关解剖知识和外科手术技巧的指南。

Wolfgang Steiner

于德国　格丁根

原著序 V

约 30 年前，我在意大利的米兰遇到了 Lucioni 博士，当时他还是大学耳鼻咽喉头颈外科的住院医师，导师是 Bocca 教授。那时候我在 Lucioni 博士关于"血管运动性鼻炎"的研究中提供了部分支持，这项研究他做得很出色，而且后来以优异的成绩跻身于意大利的耳鼻喉头颈外科学界。

完成研究不久，Lucioni 博士开始寻找助教职位，一段时间之后，他来咨询并与我商量加入维托里奥威尼托（Vittorio Veneto）医院的 Italo Serafini 教授团队的可能性。因为 Vittorio Veneto 医院是意大利头颈肿瘤学科的著名机构，因此我积极鼓励他加入。

从那以后，我在 Vittorio Veneto 医院 Serafini 教授组织的许多学术会议上都能见到 Lucioni 博士的身影，并得知他的事业不断发展。他的"学习曲线"反映在一系列他所参与的关于头颈肿瘤外科手术的深入研究和外科解剖手册中，该书就是其中表现最完美的部分。解剖插图和从尸体解剖上拍到的精致图片被恰当地整合到外科手术的全过程中。同样，按照这一程序开展的教学活动，依靠准确的细节描述和引人入胜的图片，使得教学效果得到了显著的提升。

在我看来这本书对于所有头颈外科医师都价值连城。此书体现了 Lucioni 博士的才华和 Vittorio Veneto 耳鼻咽喉头颈外科的一贯品质。

Antonio Antonelli

于意大利　布雷西亚

致谢

感谢来自 Punto Immagine 的 Piero Della Libera 对书中图片的精细加工；感谢 Sandra Speirs 所做的英文翻译；感谢 Padua 大学解剖学研究所的 Andrea Porzionato 提供有关尸体解剖的法律信息；感谢 Brescia 大学放射学系的 Marco Ravanelli 和 Roberto Maroldi，他们提供的喉部 MRI 图像质量很高；感谢 Sandra Lesny 在编撰过程中提供的帮助。

（原著序 I ~ V 和原著前言、致谢等均由贾岩译）

原著前言

　　《颈淋巴结清扫术实用指南》的第 1 版发行已经 5 年。这本书的出版给我带来了极大的满足感。同事告诉我，他们将其放在手术室以备术前随时查阅。如血管的名称、缝合的程序、手术的步骤等众多内容都可以从中预先查询做好准备。虽然外科医师的工作大多遵循着结构化的医学知识和多中心的统计研究（临床指南）并不断得到提升，但事实上外科医生的工作可能更类似于一个工匠，通常完成工作一方面要依赖自身经验的积累，另一方面还要具备良好的工具、丰富的知识，以及可靠的合作伙伴的帮助。这本书就属于工作中所需要的工具之一。

　　本书的英文副标题 *Focusing on the Larynx*，即"聚焦于喉部"，这一部分内容是与 Duilio Della Libera 教授合作完成的。他是多年来跟我一直合作的解剖病理学家，读者将从中欣赏到非常精彩的组织病理学方面的内容。我们，当然还有 Maestri Giorgio Carlon 和 Italo Serafini 教授都对喉癌的研究充满了兴趣。

　　遗憾的是，启发我们进行本书编写工作的 Italo Serafini 教授已经于 2010 年 7 月 20 日去世了。我们由衷地庆幸能够遇到这样好的一位大师。很难想象，如果我们仅仅是自己在学习的道路上孤独前行，可能需要付出难以想象的努力，甚至经常会因为质疑自己所选择的研究方向是否正确而辗转难眠。然而，一旦大师出现情况立即改善，好像乘坐上了一辆马车，尽管旅程仍然漫长而辛苦，但你却可以清晰明了地知道可能错在哪里，通过哪些努力可以加以纠正和改善。可以说，如果没有大师的指点，我们还可能像在云雾间摸索行走，辨别不清方向。

　　Vita brevis, ars longa, occasio praeceps, experimentum periculosum, iudicium difficile 是句拉丁文，意思是"生命短暂，艺业漫长，机会稍纵即逝，实践危机重重，真理确实难辨"。这是希波克拉底的一句名言，他强调了研

究的重要性和辨明真理的难度。事实告诫我们：在所有的事业中，一代人的努力往往不足以达到完美的境界，可能需要几代人的持续奉献才能达成目标。

希望我们可以胜任这项任务。

Marco Lucioni

2012 年 8 月于意大利维托里奥威尼托

目　录

第 1 章

解剖引言

特别提示

　　无论从解剖还是手术的角度来看，颈部都是一个非常与众不同的部位。它就像各种基本功能单位在此汇聚并通过的一座桥梁。颈部的大小恰恰适合外科医生站立手术的活动范围：既没有微小到必须使用显微镜探查（如脑部手术），也没有大到需要手臂大范围的活动（如腹部手术）才能完成。

一、序言

　　"在桌子和餐具柜之间的地板上，呈现出一副骇人的景象。受害者的喉咙被割开了，周围是一片可怕的深红。她的脖子几乎有一半被人从前面移向右侧，当然对她来说可能是左侧，而对旁人来说则是右侧。颈部边缘破损显著，就好像被刀尖或刀刃反复切割过一样，真恐怖！场景惨不忍睹！在凝固变黑的血液之间，夹杂着红色条纹，看起来一团糟！面前尸体的颈部创口，警察说看起来像个洞，但对初次上阵的新手来说伤口中的构造看起来更像红色或粉色的通心粉。'气管'Ingravallo 俯身低语，'颈动脉，颈静脉…… 噢，天呐！'"

　　这篇高中读过的小说以一种戏剧性的方式表现出了颈部结构。除了这个作品外，其他浮现在笔者脑海中关于颈部的画面还有 Bram Stocker 初版黑白电影中，苍白月光下吸血鬼的脖子；Modigliani 修长且优雅简洁的颈部；国家地理杂志展示的缅甸妇女套着颈圈的颈部。还有在去 Trento 市 Castello del Buon Consiglio 郊游时，当看到 Cesare Battisti 被处以绞刑后被拍摄到的那种不自然的头部姿态时，我内心涌起的那种至今都记忆犹新的不安感。

　　通过想象力重构，颈部比身体其他任何部位似乎更能让人们脑海中浮现出画面感。颈部能让人体会到 16 世纪圣母和圣婴图像展现的母爱，能够挑起对大都市 T 台上长腿模特的性幻想，或者感受到一部恐怖电影中、当陌生人的双手围拢靠近你颈部时所产生的焦虑。颈部的多面性特点可能在解剖上和概念上很难对其进行明确的定义，且与眼睛或肝脏这类器官相比，颈部缺乏一种独特的或具有象征意义的特质。它呈现出来的实际解剖边界是一种随意性线条而不是本身的自然边界。应该说颈部对头部的支撑功能没有特别或独特之处，其真正的本质应该是作为连接结构的功能，即头部与躯体之间的桥梁，可以传送血液、空气、情感、运动及感觉信息，也就是说颈部是"生命气息"汇集和传送的部位。我们以古典芭蕾舞女演员 Carolina（图 1-1）的颈部作为我们解剖课程的美好开篇（图 1-2，图 1-3），先从熟悉颈部表面的解剖标志开始。

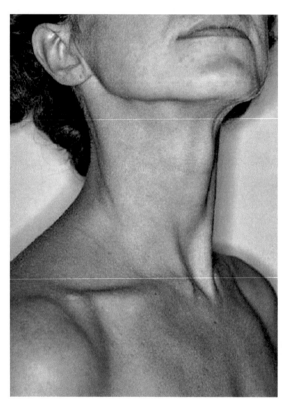

图 1-1　Carolina 的颈部

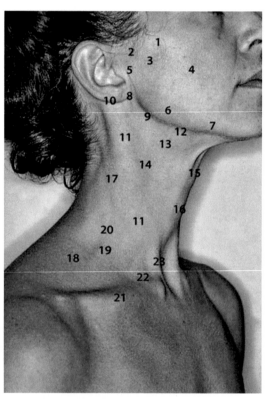

图 1-2　颈部表面解剖标志：侧面观。1. 颧骨颧突；2. 耳颞神经及颞浅动脉起始部；3. 下颌小头；4. 腮腺导管；5. 外耳道；6. 下颌角；7. 面动脉；8. 寰椎横突；9. 腮腺下极；10. 乳突尖；11. 胸锁乳突肌；12. 下颌下腺；13. 舌骨大角顶端；14. 颈动脉分叉；15. 喉结；16. 环状软骨；17. 副神经（周围支）行经处；18. 斜方肌和副神经（周围支）入口；19. 肩胛舌骨肌下腹；20. 颈外静脉；21. 锁骨；22. 胸锁乳突肌（锁骨头）；23. 胸锁乳突肌（胸骨头）

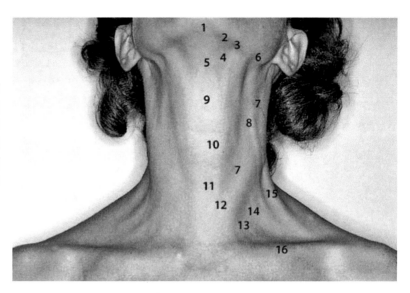

图 1-3　表面解剖标志：前面观。1. 颏隆凸；2. 下颌骨下缘；3. 面动脉；4. 下颌下腺；5. 舌骨；6. 下颌角；7. 胸锁乳突肌；8. 颈外静脉；9. 喉结；10. 环状软骨；11. 甲状腺峡部；12. 胸锁乳突肌（胸骨头）；13. 胸锁乳突肌（锁骨头）；14. 肩胛舌骨肌下腹；15. 斜方肌前缘；16. 锁骨

二、解禁后的尸体研究

在过去很长的年代里，出于各种原因，严格禁止在尸体上做科学研究。

西方国家直到 13 世纪后才逐渐有了解剖操作的记载。然而科学家、解剖学者、美术专业学生要么在其获得的极少量的尸体上获取他们所需的解剖材料，要么只能在动物身体上进行解剖（图 1-4）。

当时的编年史作者写过一段描写解剖学家 Jacques Dubois（1478 ～ 1555）的文字："我看见他在摆弄一只山羊的子宫和肠子，或者是一个吊起的人的大腿或手臂，独自一人对其进行解剖，没有助手。如果他的学生在场，估计尸体的恶臭会让他们中的许多人都呕吐起来。"即使在 16 世纪欧洲最负盛名的大学之一的 Padua 大学，也只被允许使用两具尸体（一具男尸和一具女尸）来练习解剖，这还是教会授予的特殊权利。不过在该时期的编年史记载中我们还发现了一条通过地下通道将受绞刑者尸体直接秘密运至 Palazzo del Bo 解剖示教厅的信息。Andreas Vesalius 曾在那里执教了 5 年之久（图 1-5 和图 1-6）。

16 世纪是杰出解剖学家荟萃的世纪，其中 Vesalius 是最出色的学者之一。随着文艺复兴运动的兴起，解剖逐步摆脱了统治中世纪的宗教和刻板的教义束缚，开始遵从对自然现象的中立观察。Vesalius 成为 Galen 的继任者，正像物理学界中 Copernicus 接替了 Ptolemy。解剖学科因为有了 Vesalius，而使其开始正式成为实验方法的重要组成部分。在教学中，"Vesalius 改革"意味着将基于书籍和教义的解剖教学方法更换成另一种革命性的方法，即直接来源于系统解剖，因此更"忠实于解剖的真实性"。1543 年 Vesalius 出版了第一部伟大的近代解剖学专著《人体的构造》（De Humani Corporis Fabrica），这是一部文字讲解和插图都非常清晰明了的教科书。Vesalius 得到了一些画家的帮助，如 Titian 的学生 Jan Stephan van Calcar，这些绘画又被 Valverde 转化为木刻。《人体的构造》卷首

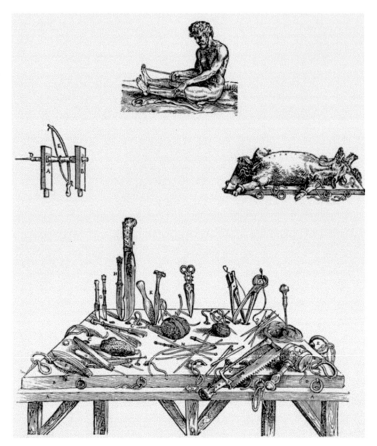

图 1-4　16 世纪的解剖工具

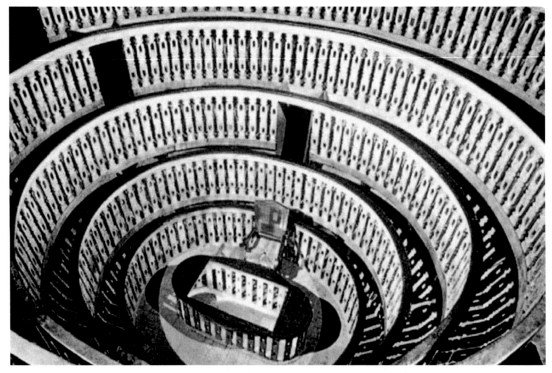

图 1-5　Palazzo del Bo 解剖示教厅（Padua 大学）

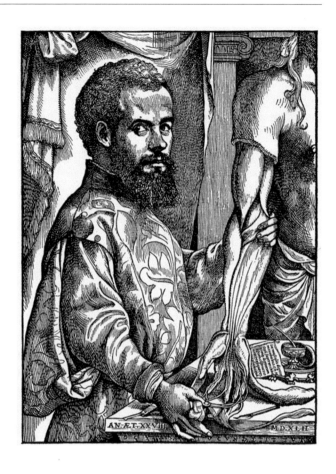

图 1-6　Andreas Vesalius

插画现珍藏于纽约医学院，该画卷呈现了 Vesalius 在 Padua 大学解剖示教厅授课的场景（图 1-7）。

解剖一向被视为医学教学的一门基础学科。然而近几十年来，在欧洲的内科学和外科学的学位课程中，教授人体解剖学的时间、方法和内容，尤其是实践课的学时却急剧缩减。但近年来人们对该学科的兴趣又开始日益恢复，这部分人通常是那些希望在尸体上完善其外科技能或进一步学习新技能的外科医师。目前基于尸体外科解剖的课程也越来越多。

在意大利，虽然受特定的国家立法限制，但以研究为目的使用尸体被认为是合法的，详情可参考两个法案："the Consolidation Act on Higher Education Legislation（1933）"和"the Mortuary Police Regulations（1990）"。

根据相关规定，首先解剖场地应设置在大学机构中。理论上，法律允许大学向医院索要部分尸体，但实际上因为该索要程序涉及繁冗的官僚体制，常使得这种请求无法付诸实践（甚至运送尸体或部分尸体就已经有足够难度了）。

关于教学和研究可用尸体的筛选标准，意大利法律规定如下：呈送法医学鉴定（通过法庭）但无家属索要的尸体（排除自杀），以及无家庭支付尸体运送费用且由地方当局免费运送的尸体。

任何人在他或她的有生之年都可以通过遗嘱捐赠自己的身体用于教学和研究目的，然

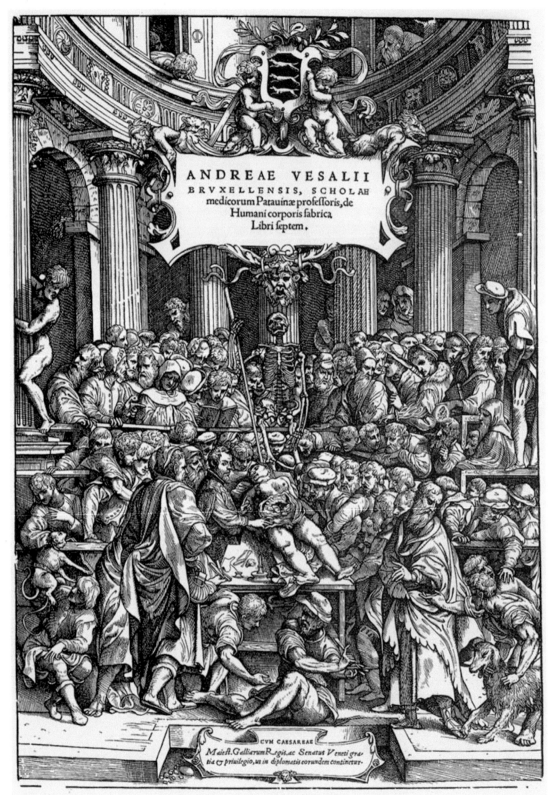

图 1-7 《人体的构造》卷首插画（1543 年）

而在意大利这种行为不属于惯例。事实上，Vittorio Veneto 的耳鼻喉科团队为了同时拥有几具尸体，以便出版《颈部实用解剖教程》（*Practical Course in Neck Dissection*）（共出版 3 次，分别在 1991，1992 和 1994），不得不将这些出版都移至比利时的布鲁塞尔才得以编辑完成，因为只有在那里将自己的身体捐赠给医学事业是更加普遍的做法。这大概与欧洲其他国家和美国已经实施多年的、由法律批准并规范的尸体捐献有关。

　　因此，最理想的解剖课应该在被授权开展人体解剖或病理解剖的大学机构中进行。而且解剖开始之前该遗体捐献者的死因已被确诊；捐献者死亡已经超过 24h，尸僵正在消退。同时需要明确颈部所要解剖的部位中确实无病灶存在，既往也未接受过颈部外科手术。如果捐献者身高相当高，我们就非常幸运了，因为其颈部修长，将极大便于解剖操作。

三、解剖器械

　　解剖是一个需要深入思考的手工活儿。需要安静的环境，最重要的是不受时间限制，因为仓促解剖会降低解剖的价值。良好的照明条件也是必需的，最好是用专用的手术灯照明，或者两个轮转式的冷光灯也可以，条件不允许时，通过 Clar 额镜聚焦环境光也可以满足工作需要。图 1-8 展示了实施颈部解剖必备的手术器械，除此之外还有一些其他的备用工具。

　　颈部解剖可由 1 名外科医生单独进行，但单人解剖操作起来非常困难。如有 2 名外科医生共同参与，相互交替作为解剖者和助手，可以提高工作效率、促进交流。需要避免的典型错误是 2 名外科医生在颈部两侧各自独立地进行自己的解剖操作。

　　当解剖结束时，应仔细还原尸体。尽可能避免进行不必要的使颈部扭曲变形的操作。对那些自愿或无意中将其身体捐献给科学的人应时刻心存敬意和尊重。

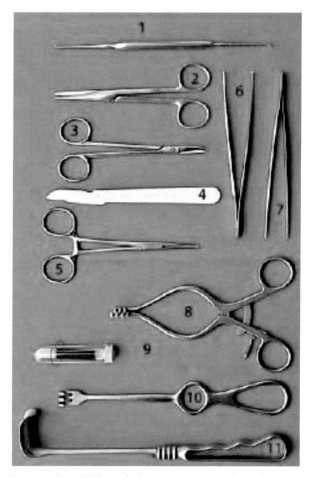

图 1-8　解剖器械。1. 鼻中隔剥离子；2. 中号手术剪；3. 小号手术剪；4. 一次性手术刀；5.Cocker 钳；6. 手术镊；7. 解剖镊；8. 自动牵开器；9. 丝线；10. 三齿拉钩；11. 中号甲状腺拉钩

> **关键内容**
>
> 　　解剖实践是一种需要深入思考的手工操作。需要安静的环境且应避免仓促操作。最好能有 2 名术者一同进行颈部解剖，因为一名术者可以帮助另一名术者暴露术野，并讨论所学的解剖概念。
>
> 　　笔者的老师曾经说过，对于一名术者，在学习阶段发现一个解剖结构并知道如何对其进行鉴别是一回事，而在实践中在解剖结构的特定部位寻找该结构则是完全不同的另一回事。

（于树霭　译）

参考文献

1. Gadda CE （1957） Quer pasticciaccio brutto de via Merulana. Garzanti, Milan
2. Giusti G, Malannino S （1988） Legislazione Sanitaria Tanatologica. Cedam, Padua
3. Guerrier Y, Mounier P （1989）La gola. In: Kuhn F （ed）Storia delle malattie dell'orecchio, del naso e della gola. Editiemme, Milan

第 2 章

大体解剖

特别提示

在开始解剖练习时，为了操作定位，必须先全方位地观察一遍解剖标本，然后确定术野界线和主要的解剖标志。

一、解剖概要

颈部连接头部和胸部，构成了躯体最灵活的部位。颈部在形状上属于圆柱形，长度恒定而直径多变。俗话说的"伸长脖子或缩短脖子"其实是不科学的，因为脖子的长度就是脊柱中颈椎的长度，它是无法显著改变的。相反，颈部的宽度则取决于肌肉和脂肪形成的情况，变化可能相当大。

【重要的解剖结构及名词】项区、颈区、颈浅筋膜、颈中筋膜、颈深筋膜、颈浅淋巴结群、颈深淋巴结群、喉前淋巴结（Delphian 淋巴结）。

【解剖标志】下颌骨、外耳道、乳突尖、上项线、枕外隆凸、锁骨、第 7 颈椎棘突、颈白线。

二、颈部的界线

颈部上界沿下颌骨下缘和后缘、颧弓后端、外耳道前下缘、乳突尖、上项线、枕外隆凸走行。下界沿胸骨和锁骨上缘、肩锁关节、肩锁关节至第 7 颈椎棘突之间的假想连线走行（图 2-1）。

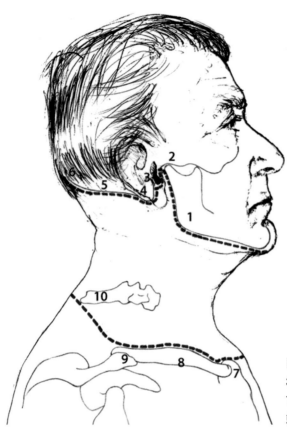

图 2-1　颈部界线。1. 下颌骨；2. 颞骨颧突；3. 外耳道；4. 乳突；5. 上项线；6. 枕外隆凸；7. 胸骨柄；8. 锁骨；9. 肩锁关节；10 . 第 7 颈椎棘突

三、颈部的结构

在横切面上，颈部大致可分成两部分，即颈后区或项区（骨骼 - 肌肉性组织）和颈前区或颈区（肌肉 - 筋膜性组织）。常规分界线自颈椎横突延伸至斜方肌前缘（图 2-2）。

项区的功能分为静态和动态两个方面。上方连接头部的骨架由强有力且相互交联的肌肉提供支持。上下椎骨间的关节连接是头部运动的基础，项区发挥着关节铰链的作用；除了作为咀嚼、吞咽和讲话的肌肉附着点外，该区域还可通过椎间盘的可压缩性而发挥减震器的作用。脊柱的颈椎属于前凸弯曲型（颈椎前凸）。颈区与项区不同，它承载着内部脏器，此区是本书介绍的实施解剖的主要区域。该区含有腮腺、下颌下腺、甲状腺和多组淋巴结，并有重要的血管、淋巴管和神经通过，呼吸道和消化道亦从此区域中通过。

颈部除了作为常规的运输和连接结构外，还是一个有自主生理活动的重要部位，与其存在的外分泌腺（腮腺和下颌下腺）、内分泌腺（甲状腺、甲状旁腺、胸腺）、肌肉和肌腱神经受体、内脏感受器、血管的化学和压力感受器及淋巴结有关。

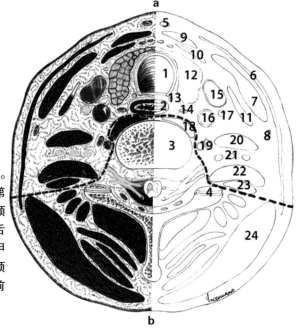

图 2-2　颈部横切面示意图（Ⅰ）：颈区和项区。（a）颈区。（b）项区。1.气管；2.食管；3.第 7 颈椎椎体；4.关节突关节；5.颈前静脉；6.颈阔肌；7.胸锁乳突肌；8.颈外静脉；9.胸骨舌骨肌；10.胸骨甲状肌；11.肩胛舌骨肌；12.甲状腺；13.喉返神经；14.甲状腺下静脉；15.颈内静脉；16.颈总动脉；17.迷走神经；18.椎前肌；19.椎动、静脉；20.前斜角肌；21.臂丛；22.中斜角肌；23.后斜角肌；24.斜方肌

四、颈筋膜

几乎所有的颈部脏器都起自或通向胸廓与上肢，这些脏器周围的疏松结缔组织与纵隔和腋区的疏松结缔组织直接延续相接。疏松结缔组织在某些部位增厚形成纤维鞘（分布在神经血管束，喉气管通道和甲状腺周围）及肌肉周围的筋膜。这些纤维鞘或筋膜界定了重要的解剖平面，其中主要的筋膜如下所述。

1. 颈浅筋膜　自两侧斜方肌和头夹肌前缘延伸，分成两部分包绕胸锁乳突肌、腮腺和下颌下腺，该筋膜在颈正中线处与颈中筋膜相融合（颈白线）。

2. 颈中筋膜　位于两侧的肩胛舌骨肌之间；在整体上形成一个三角区，该三角区的尖为舌骨，底为锁骨；该筋膜分成两部分，包绕着舌骨下肌群。

3. 颈深筋膜　又称椎前筋膜，覆盖椎前肌肉，并分为两层包绕斜角肌和肩胛提肌（图 2-3）。

五、淋巴结分区

颈部淋巴系统构成一个三维网络，该网络中的每一个交叉点都有相应的淋巴结嵌入。虽然不同个体间淋巴结的数量和大小各不相同，但均保持着相对固定的位置，因此可将其按局部解剖区域和淋巴结引流路径划分为不同的淋巴结群（图 2-4）。

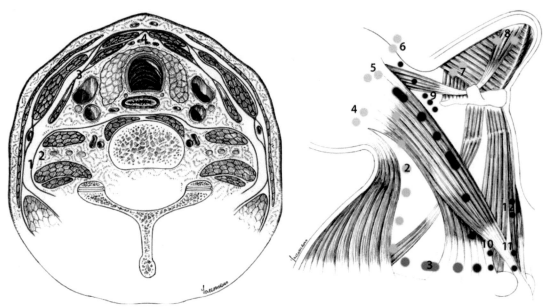

图2-3　颈部横切面示意图（Ⅱ）：颈筋膜。1.颈浅筋膜；2.颈深筋膜；3.颈中筋膜；4.舌骨下颈白线

图2-4　淋巴结分区示意图。1.颈静脉淋巴结链；2.副神经淋巴结链；3.锁骨上淋巴结链；4.枕淋巴结；5.乳突淋巴结；6.腮腺淋巴结；7.下颌下淋巴结；8.颏下淋巴结；9.咽后淋巴结；10.喉返神经旁淋巴结；11.气管前淋巴结；12.喉前淋巴结

颈部淋巴结分群如下所述。

1. 颈浅淋巴结群　位于筋膜下，在颏部和枕部之间呈环形分布（枕、乳突、腮腺、下颌下及颏下淋巴结）并沿颈外静脉走行。

2. 颈深淋巴结群　分布更为连续，在颈两侧呈三角形分布，前方以毗邻颈内静脉的淋巴结为界，后方以副神经淋巴结链为界，下方为锁骨上淋巴结。

3. 颈部脏器周围淋巴结群　紧邻颈中部的脏器分布，包括甲状腺前、气管前、咽及喉返神经旁淋巴结，以及常被称作Delphian淋巴结的喉前淋巴结，它位于环甲肌之间。

【注意】颈部淋巴结/淋巴管与颈部肌肉/血管/神经和腺体是相互密切接触的，几乎总是共同处于正常生理状态中，或者总是共同处于病理状态。幸好筋膜具有可移除性，可将淋巴结从相邻的结构中分离出来并轻松地切除。只有肿瘤浸润造成淋巴结包膜破损时，才可能发生筋膜结构中断并累及邻近结构。

六、解剖前注意事项

解剖学者将颈部划分为以下两个主要区域：

1. 颈前区　位于两侧胸锁乳突肌之间，包括舌骨上区、舌骨下区和椎前区。

2. 颈侧区　包括腮腺区、胸锁乳突肌区或颈动脉区和锁骨上区。

工作中为了简化和实现解剖目的，我们将颈部分为 3 个侧区（腮腺区、下颌下腺区和颈侧区）及 3 个中央区（中央下区、中央上区和椎前区）。

颈部器官的解剖分布随着颈部的运动可发生非常大的变化，尤其是屈曲 – 伸展运动时。例如，舌骨是众多骨结构中的一个，当头部最大程度屈曲时，舌骨几乎能够抵达喉部（图 2-5）。外科医生可以尽可能利用颈部巨大的移动性来获得宽阔的解剖术野。

【注意】我们强调颈部对称的姿势通常被定义为正常位。在实施颈部手术操作时，我们将尽量尝试使颈部过伸。为了获得这种体位，需要将一个至少 10cm 厚的垫肩置于肩胛骨下方，当然这只是针对颈前区的手术而言的。对于颈侧区的手术来说，头部必须转向术者的对侧，该体位被定义为手术位。另外，当头部弯曲并稍向检查侧倾斜时，颈部结构被放松，可以完成深部检查，该体位被定义为临床检查位。

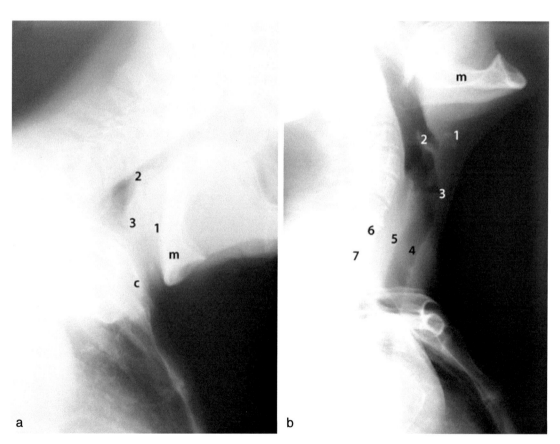

图 2-5　颈部移动的 X 线影像图。（a）屈位，（b）伸位。m. 下颌骨；c. 锁骨；1. 舌骨；2. 会厌；3. 喉室；4. 气管；5. 颈段食管；6. 第 7 颈椎；7. 第 1 胸椎

> **关键内容**
>
> 头部的正确位置（尽可能伸展）对于解剖或手术操作都是非常重要的。

（于树嫚 译）

参考文献

1. Testut L, Jacob O （1977） Trattato di Anatomia Topografica. UTET, Torino
2. Bocca E （1972） Chirurgia dei linfonodi cervicali. In: Naumann HH （ed） Chirurgia della testa e del collo. Casa Editrice Ambrosiana, Milano, pp 153–187

第 3 章

浅层解剖

特别提示

　　一般术野越大解剖越容易。手术操作时，可在颈阔肌和颈筋膜浅层之间翻起皮瓣，尽量不要中断颈浅筋膜的结构。在颈部解剖的过程中，其所含的血管和淋巴结将随组织标本一同被切除。

一、解剖概要

　　将颈部置于正常位置、过伸状态。如果颈部切口非常低并且靠后，可以保证解剖结束后复原尸体时仅留轻微伤痕，否则这些伤痕将造成外观改变。解剖中所涉及的区域为上起乳突和下颌骨下缘，下至锁骨和胸骨柄。

　　【重要的解剖结构及名词】颈阔肌、胸锁乳突肌、颈前三角、二腹肌、肩胛舌骨肌及颈后三角。Robbins 将颈部分为 7 个解剖区域（Robbins 分区体系可用于择区性颈清扫术）。

　　【解剖标志】乳突尖、下颌骨下缘、锁骨、颏隆凸、舌骨、斜方肌、环状软骨、喉结、下颌角、胸骨上切迹。

二、皮瓣

　　做大的 U 形皮瓣并将其翻起，其切口位于锁骨下缘下方，长约 3cm，此切口沿肩锁关节延伸，并沿斜方肌前缘后侧向上旁行约 3cm，继续向后上方延伸直达乳突尖后缘，切口应超过外耳道水平（图 3-1）。

　　上述皮瓣可翻至颈阔肌上方，充分暴露颈阔肌（图 3-2）。

　　颈阔肌自下颌体延伸至锁骨外表面。颈阔肌侧缘越过胸锁乳突肌中上 1/3 交汇处并下行至肩锁关节；颈阔肌内侧缘自颏隆凸向下偏离中线。颈阔肌外形类似长方形，且表面覆

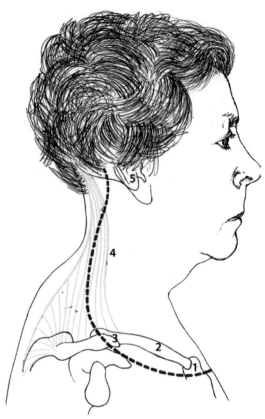

图 3-1　皮肤切口线示意图。1.胸骨柄；2.锁骨；3.肩锁关节；4.斜方肌前缘；5.乳突

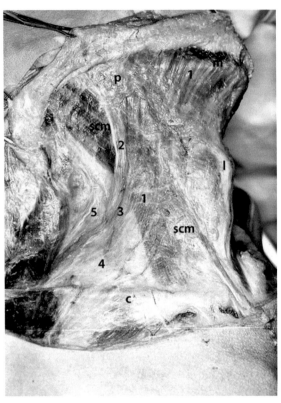

图 3-2　颈阔肌平面解剖图。m. 下颌骨；p. 腮腺；scm. 胸锁乳突肌；tr. 斜方肌；c. 锁骨；l. 喉；1. 颈阔肌；2. 耳大神经；3. 颈外静脉；4. 颈浅筋膜；5. 副神经（周围支）

盖有皮下组织，其内表面与颈浅筋膜相连。颈阔肌受面神经分支支配（图 3-3）。

　　【注意】由于肌肉纤维细长而脆弱，这种通过解剖切开而使颈阔肌完美暴露的操作，一般在被固定液固定的尸体上并不容易进行。因此，解剖尸体时常使用含颈阔肌的皮瓣，此法更有益于教学。因为常规外科操作时，也要准备一个含皮肤、皮下组织和颈阔肌的皮瓣，事实上这在所有颈部手术中都会有所涉及。通过向上牵拉并用手术刀沿皮瓣的切线方向切开，可将皮瓣自颈浅筋膜平面向上翻起；如果操作中谨慎留意该平面，筋膜内浅层的血管和神经就不会被切断，并可将其保留在下方。

三、解剖三角

　　在解剖术野中，隆起的胸锁乳突肌是最明显的，胸锁乳突肌从上到下、从后到前穿过颈部左、右两侧的术区，以胸锁乳突肌为界可将颈侧区分为两大浅层局部解剖三角，一个在前、一个在后（图 3-4）。

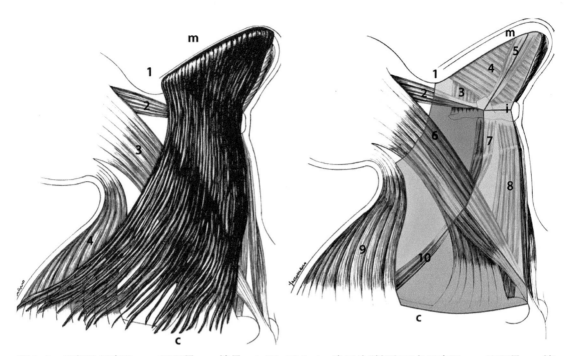

图 3-3　颈阔肌示意图。m. 下颌骨；c. 锁骨；1. 下颌角；2. 二腹肌后腹；3. 胸锁乳突肌；4. 斜方肌

图 3-4　浅层外科解剖三角示意图。m. 下颌骨；c. 锁骨；i. 舌骨；1. 下颌角；2. 二腹肌后腹；3. 舌骨舌肌；4. 下颌舌骨肌；5. 二腹肌前腹；6. 胸锁乳突肌；7. 肩胛舌骨肌上腹；8. 胸骨舌骨肌；9. 斜方肌；10. 肩胛舌骨肌下腹

颈前三角由胸锁乳突肌、下颌骨下缘和颈正中线围成，可进一步分为：

1. 颏下三角　位于二腹肌前腹、舌骨和颈正中线之间。

2. 二腹肌三角　位于二腹肌前、后腹和下颌骨下缘之间。

3. 肌三角　位于胸锁乳突肌、肩胛舌骨肌上腹和颈正中线之间。

4. 颈动脉三角　位于胸锁乳突肌、二腹肌后腹和肩胛舌骨肌上腹之间。

颈后三角由胸锁乳突肌、斜方肌和锁骨围成，可进一步分为：

1. 枕三角　位于胸锁乳突肌、斜方肌和肩胛舌骨肌下腹之间。

2. 锁骨上三角　位于胸锁乳突肌、肩胛舌骨肌下腹和锁骨之间。

以上是解剖学者对颈部局部解剖区域的分区方法，对于系统解剖也是一种有益的方法。

四、Robbins 分区

局部解剖区域分区方法在常规肿瘤学的临床工作中是很重要的。早在 1991 年，K. Thomas Robbins 提出了一种分区方法并逐步在国际传播。该分区法在 2002 年由其本人进一步更新修订，到 2008 年最终被国际学术界正式承认。通过对涉及的各解剖区域和被切除的解剖结构应用该分区法进行分类，统一了颈清扫术中各淋巴结群的专业命名。该法将颈部划分为 7 个区域（Ⅱ ~ Ⅴ区及ⅠB 亚区位于左、右两侧，ⅠA 亚区和Ⅵ、Ⅶ区位于颈前正中），Ⅰ、Ⅱ和Ⅴ区各含 2 个亚区（图 3-5）。

使用 Robbins 分区体系旨在划定淋巴结病变在颈部的位置，此法广为流传且容易记忆。以 Robbins 分区体系作为标准来描述各种择区性颈清扫术，去除了各解剖区或亚区的特定记号，也不再依靠之前使用的不准确的、陈旧的专业术语。淋巴结涉及的区域如果不包括在这 7 个区域中则予以特定的淋巴结群名称，如咽后淋巴结、腮腺周围淋巴结、颊淋巴结、耳后淋巴结和枕淋巴结。

关于颈清扫术分类和术语的最终共识，2008 年美国头颈协会（American Head and Neck Society，AHNS）在以下方面还提出了一些新的意见。

1. Ⅰ区和Ⅱ区之间的界线，Ⅲ / Ⅳ区和Ⅵ区之间的界线　将ⅠB 亚区从ⅡA 亚区中独立出来，着重将茎突舌骨肌标示出来。由于在临床检查过程中茎突舌骨肌不是一个非常实用的标志，并且在影像分析中放射科医生也无法予以鉴别，所以由下颌下腺后缘界定的垂直平面是目前临床的首选。因此，对于想要切除Ⅱ区而保留Ⅰ区的外科医生而言，清扫平面应沿着覆盖在下颌下腺后面的筋膜进行。一个放射学解剖标志也被纳入——颈总动脉的内侧面，可作为Ⅲ / Ⅳ区和Ⅵ区之间的界线。

2. 关于上纵隔淋巴结的术语　协会提出一项新的条目，即 Robbins 分区的Ⅶ区，该条

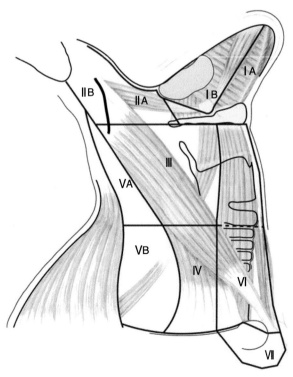

图 3-5　Robbins 于 2002 年提出并于 2008 年修订的颈部淋巴结分区示意图。颏下区（ⅠA 亚区）位于两侧二腹肌前腹和舌骨之间；下颌下区（ⅠB 亚区）位于二腹肌前腹、下颌下腺后方和下颌骨之间；颈上区（ⅡA / ⅡB 亚区）位于颅底和舌骨下缘之间，下颌下腺后面和胸锁乳突肌后缘之间，副神经将其分为 2 个亚区；颈中区（Ⅲ区）位于舌骨下缘和环状软骨下缘之间，胸骨舌骨肌和胸锁乳突肌后缘之间；颈下区（Ⅳ区）位于环状软骨下缘和锁骨之间，胸骨舌骨肌和胸锁乳突肌后缘之间；颈后三角区（ⅤA / ⅤB 亚区）位于由胸锁乳突肌和斜方肌汇聚的顶端和锁骨之间，胸锁乳突肌后缘和斜方肌前缘之间，经环状软骨下缘的水平面将其分为 2 个亚区；前区（Ⅵ区）位于舌骨和胸骨上切迹之间，两侧颈总动脉的内侧面之间；上纵隔淋巴结（Ⅶ区）位于胸骨上切迹和头臂干水平之间

目是为了标示位于胸骨上切迹（Ⅵ区和Ⅶ区之间的分割线）以下至头臂干水平之间的气管旁淋巴结链的延伸部。

3. 提交手术标本做病理学检查的方法　手术医生应将颈清扫术标本分成解剖区和亚区，并将其装入各自独立的病理袋中递交给病理检验室。这是因为在目前的手术操作中，大多数颈清扫术都属于择区类型，而手术标本通常缺少可以让病理医生在组织学上做样本定位的解剖标志。

【注意】颈清扫术是治疗上呼吸道、消化道肿瘤的必要补充，这一观念始于一个多世纪前的 George Crile。当时颈清扫术总是通过破坏性技术来实施。20 世纪 60 年代 Ettore Bocca 在欧洲提出了"功能性颈清扫术"，这是基于 Osvaldo Suarez 的论断，即被颈部筋膜包绕的结构外侧没有淋巴结组织。由此出发，外科医生可以像 Crile 所提出的那样在颈清扫术中彻底清扫淋巴结，但胸锁乳突肌、颈内静脉和副神经等重要的结构仍予以保留。淋巴结包膜完整即适用此方法，这种方法后来证明明显降低了复发率。

近年来，对头颈部肿瘤的转移扩散方式的研究促使不少外科医生采取预防性颈清扫术（即颈部无淋巴结转移的颈清扫术），然而他们并没有考虑到有些淋巴区域在统计学上显示是极少发生转移的。因此常规手术中出现了选择性颈清扫术（Robbins，1991）。这种演变背后的原因是尽量减轻颈清扫术的功能性后遗症。

当相关解剖结束时，可显露非常广阔的解剖区域，下界自斜方肌延伸至锁骨，上界包括下颌骨和外耳道（图 3-6）。

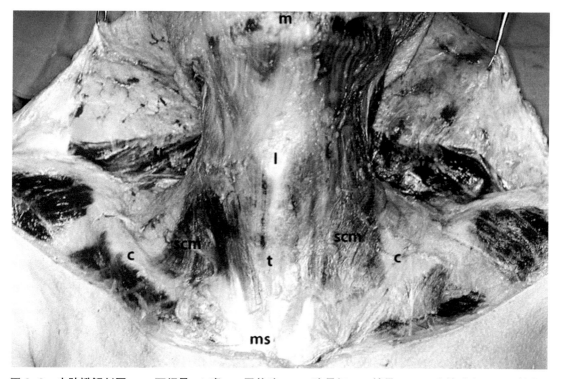

图 3-6　皮肤瓣解剖图。m. 下颌骨；l. 喉；t. 甲状腺；ms. 胸骨柄；c. 锁骨；scm. 胸锁乳突肌；tr. 斜方肌

目前，我们正在努力先通过触诊从概念上明确 Robbins 分区的界线。我们需要熟悉下列解剖标志：上方的乳突和舌骨；其下是环状软骨下缘、喉结、下颌角、舌骨，然后是胸骨上切迹和锁骨；后方是斜方肌前缘。

关键内容

就颈部的解剖知识而言，颈清扫术是最完整和最有趣的外科操作。能够准确、安全、信心十足地成功完成颈清扫术是一个优秀外科医生追求的目标。

Robbins 分区（2008 年版）对于颈部肿瘤手术是基本定位图。如果想在术前客观检查时对颈清扫术进行准确判断，就应该根据 Robbins 分区对颈淋巴结病变进行描述。

（于树甍　译）

参考文献

1.Robbins KT （1994） Neck dissection: classifications and incisions. In: Shockley WW, Pillsbury HC （eds） The neck: diagnosis and surgery. Mosby, St. Louis, pp 381–391

2.Robbins KT, Clayman G, Levine PA et al （2002） Neck dissection classification update: revision proposed by the American Head and Neck Society and the American Academy of Otolaryngology– Head and Neck Surgery. Arch Otolaryngol Head Neck Surg 128 （7）:751–758

3.Robbins KT, Shaha AR, Medina JE et al （2008） Consensus statement on the classification and terminology of neck dissection. Arch Otolaryngol Head Neck Surg 134 （5）:536–538

4.Crile G （1906） Excision of cancer of head and neck with special reference to the plan of dissection based on one hundred and thirty two operation. JAMA 47:1780

5.Bocca E, Pignataro O （1967） A conservation technique in radical neck dissection. Ann Otol （St Louis） 76:975–987

第 4 章

腮腺区

一、解剖概要

　　腮腺区的边界：前界为咬肌、翼内肌及下颌骨升支；后界为乳突、胸锁乳突肌和二腹肌后腹；内侧为颈动脉，颈内静脉，茎突及其附着的肌肉（Riolan 束），咽侧壁（咽上缩肌）；上界为外耳道和颧弓根；下界为下颌角向胸锁乳突肌前缘的水平连线。

　　颈筋膜浅层构成了腮腺的浅、深筋膜层以包裹腺体。腮腺淋巴结集中在两个区域：浅层淋巴结紧贴腮腺筋膜并位于其下，深层淋巴结及腮腺内淋巴结则紧邻颈外动脉（图4-1）。

　　【重要的解剖结构及名词】颈筋膜浅层，耳大神经，颈外静脉，下颌后静脉，面神经颈支，面神经颊支，腮腺导管（Stensen 导管），面横动脉，面神经颧支，面神经颞支，颞浅动脉，耳颞神经，耳后动脉，面神经，茎乳动脉，Riolan 束，颈内静脉，颈外动脉，舌咽神经，舌咽神经颈动脉窦支（Hering 神经），面神经掌部，颞面干，颈面干，Ponce-Tortella 袢，咽上缩肌，腭升动脉，咽升动脉，Frey 综合征，咬肌。

　　【解剖标志】下颌角，外耳道，二腹肌后腹，乳突尖，鼓骨指示点（pointer），二腹肌浅层平面，茎突，前哨动脉（sentinel artery），面神经谷（facial valley），茎乳孔。

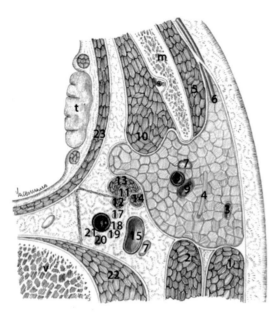

图 4-1　腮腺区横断面示意图。m. 下颌骨；t. 腭扁桃体；v. 椎体；1. 胸锁乳突肌；2. 二腹肌后腹；3. 颈外静脉；4. 面神经；5. 咬肌；6. 腮腺导管；7. 淋巴结；8. 颈外动脉；9. 下颌后静脉（面后静脉）；10. 翼内肌；11. 茎突；12. 茎突咽肌；13. 茎突舌肌；14. 茎突舌骨肌；15. 颈内静脉；16. 颈内动脉；17. 舌咽神经；18. 副神经；19. 迷走神经；20. 颈交感干；21. 舌下神经；22. 椎前肌；23. 咽上缩肌

二、浅筋膜层

横断外耳道、向前翻起皮瓣（至颧弓后部），皮瓣的上端必须超过下颌骨髁突。此时，可以辨认腮腺的范围，也可以依靠一些解剖标志进行暴露，如下颌角、外耳道及胸锁乳突肌等（图 4-2）。

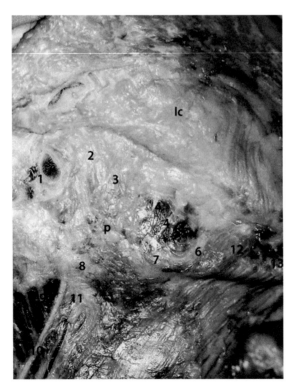

图 4-2　浅筋膜层解剖图。p. 腮腺；lc. 翻转皮瓣；1. 外耳道软骨；2. 下颌骨髁突；3. 下颌骨升支；4. 面神经颊支；5. 咬肌；6. 面神经下颌缘支；7. 下颌角；8. 颈浅筋膜；9. 胸锁乳突肌；10. 耳大神经；11. 颈外静脉；12. 颈阔肌；13. 下颌骨下缘

去除颈浅筋膜后可见腮腺腔浅层的上端，接下来要寻找并游离颞浅动脉，在活体此动脉位于耳屏前方，且可触及搏动（图 4-3）。

解剖并翻转颈阔肌（除非已经切除）和颈浅筋膜，暴露腮腺腔下部（图 4-4）。

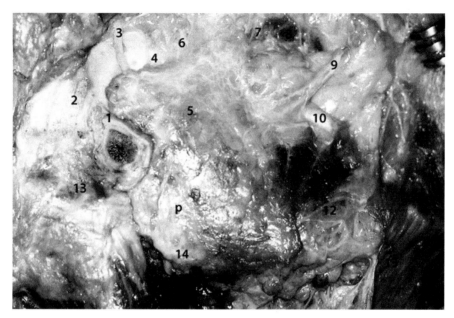

图 4-3　筋膜下平面（Ⅰ）解剖图。p. 腮腺；1. 外耳道；2. 颞肌筋膜；3. 颞浅动脉；4. 耳颞神经；5. 下颌骨髁突；6. 面神经颞支；7. 面神经颧支；8. 咬肌；9. 面横动脉；10. 腮腺导管；11. 面神经颊支；12. 面神经下颌缘支；13. 乳突；14. 下颌角；15. 颈阔肌

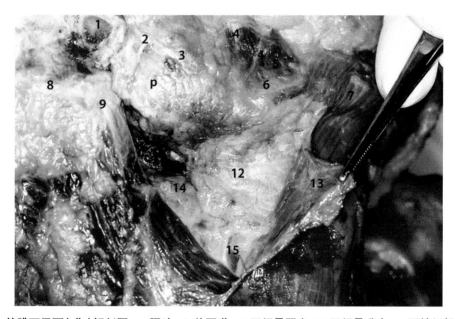

图 4-4　筋膜下平面（Ⅱ）解剖图。p. 腮腺；1. 外耳道；2. 下颌骨髁突；3. 下颌骨升支；4. 面神经颊支；5. 咬肌；6. 面神经下颌缘支；7. 下颌骨下缘；8. 乳突；9. 胸锁乳突肌肌腱；10. 胸锁乳突肌；11. 二腹肌后腹；12. 颈浅筋膜；13. 颈阔肌；14. 淋巴结；15. 甲 - 舌 - 面静脉干

三、腮腺浅层

探查右侧腮腺，我们需要明确以下表浅结构：

7 点方向：耳大神经（颈丛皮支，支配耳郭及腮腺区皮肤），以及与其伴行的颈外静脉，邻近腮腺区后缘。上述神经及血管走行于胸锁乳突肌表面，容易辨认。

5 点方向：下颌后静脉（亦称颈外静脉或面后静脉），支配颈阔肌的面神经颈支，以及支配下部表情肌的面神经下颌缘支。

4 点方向：面神经颊支。

3 点方向：腮腺导管，位于腮腺浅叶尖端，向前水平走行越过颊脂垫，然后弯曲向内通过颊肌；面横动脉，颌内动脉。

2 点方向：面神经颧支。

1 点方向：面神经颞支。

12 点方向：颞浅动脉（颈外动脉的上行分支）及伴行的颞浅静脉；耳颞神经，来自三叉神经的下颌神经，在外耳道口前方与颞浅动脉伴行上升，含有副交感神经纤维，支配腮腺（通过舌咽神经、鼓室神经，岩浅小神经，耳神经节，耳颞神经），下颌骨髁突。

10 点方向：外耳道。

9 点方向：耳后动、静脉，耳后动脉也是颈外动脉的分支，向后越过胸锁乳突肌肌腱（图4-5）。

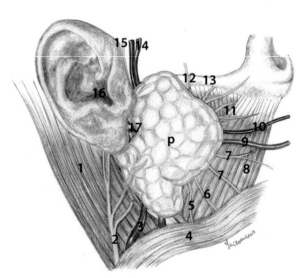

图 4-5　腮腺浅筋膜层示意图。p. 腮腺；1. 胸锁乳突肌；2. 耳大神经；3. 颈外静脉；4. 颈阔肌；5. 面神经颈支；6. 面神经下颌缘支；7. 面神经颊支；8. 咬肌；9. 腮腺导管；10. 面横动脉；11. 面神经颧支；12. 面神经颞支；13. 颧弓；14. 颞浅动、静脉；15. 耳颞神经；16. 外耳道；17. 耳后动脉

四、切除腮腺

腮腺切除术从暴露腺体浅层的后下方开始，要仔细分离耳后动脉，耳大神经及颈外静脉。

在胸锁乳突肌前缘掀起腮腺的后下部。在更深层面暴露二腹肌后腹并游离其前缘。在此区域，建议使用牵开器暴露腺体及胸锁乳突肌肌腱所在的区域，手术操作的范围不应低于乳突尖所在平面以免遭遇面神经。面神经监护是必要的，有助于避免损伤面神经。

接下来游离外耳道的前缘部分，要注意保持在软骨膜层面，不能深于之前显露的二腹肌的切线层面。

然后从颞骨的茎乳孔向外寻找面神经主干。

面神经是混合神经，它含有副交感神经成分，支配泪腺、颌下腺及舌下腺（通过鼓索神经加入到舌神经），亦支配鼻腔腺体（通过岩浅大神经，翼管神经加入蝶腭神经节），还支配镫骨肌、颈阔肌、二腹肌后腹、茎突舌骨肌及面部的表情肌。

【并发症】面神经损伤可致明显的面部不对称，支配颈部的下颌缘支及支配颞部肌肉的分支需要仔细辨认并加以保护。

五、探查面神经

在腮腺切除术中，面神经主干的寻找通常是通过辨认外耳道软骨部（后下方终止于一个三角形附件）的下端完成的。就像一个罗盘的柄，指向面神经的主干。深度方面，通常采用二腹肌浅层的平面来定位。通过茎突定位面神经往往是不明智的，因为茎突的大小变异较大，且面神经走行于茎突的前方浅层。所以通常能看到耳后动脉的分支——茎乳动脉沿面神经方向走行并位于其上方。因茎乳动脉与面神经关系密切，在其下方就是面神经亦称前哨动脉（图 4-6）。

练习 1：请练习绘制面神经的解剖图（图 4-7）。

为了便于定位面神经，必须清楚地了解定位面神经的解剖标志：①外耳道前缘；②胸锁乳突肌前缘；③二腹肌后腹。

必须牢记面神经的两个要点：①面神经的走行方向以便于探查面神经；②面神经的深度不会超过二腹肌后腹外侧面的切线平面。

确认面神经主干后，可以在更远端显露面神经"鹅掌/掌部"（goose's foot），这样可以帮助医师更进一步确认正在解剖的是面神经。

接下来采用同样的解剖方法来游离面神经主干及其分支。使用皮氏钳（Pean forceps）沿着面神经分支走行方向分离神经表面的软组织，使这些软组织形成神经表面的桥样结构，然后将其切断并从神经表面翻开。

另一探查面神经主干的方式是沿鼓乳缝（tympanomastoid suture），即面神经谷（facial valley）向下探查。行耳后切口，切开肌骨膜瓣并向前翻起，暴露道上棘，道上棘向下方

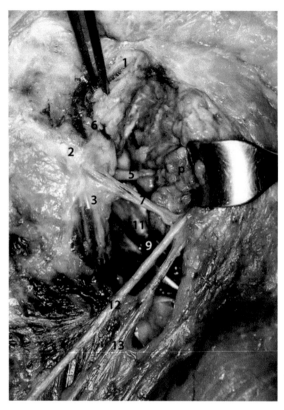

图 4-6 面神经主干定位解剖图（Ⅰ）。p. 腮腺；
1. 外耳道；2. 乳突；3. 胸锁乳突肌肌腱；4. 胸锁乳突肌；5. 面神经；6. 鼓乳缝；7. 耳后动、静脉；8. 茎突舌骨肌；9. 茎突舌肌；10. 二腹肌后腹；11. 颈内静脉；12. 耳大神经；13. 颈外静脉

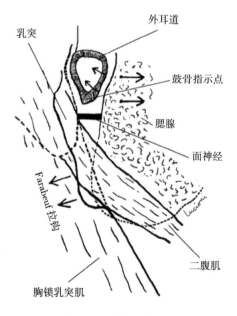

图 4-7 练习 1 要求绘制的面神经解剖图

延续即为鼓乳缝。继续向下延伸可见茎乳孔，这是面神经的出口，茎乳孔通常位于鼓乳缝下方末端内侧 6 ～ 8mm 处（图 4-8）。

六、腮腺深部蒂

定位面神经后，采用 Farabeuf 拉钩向前牵拉腺体，以暴露腮腺深面的结构，尤其要注意观察以下结构：

1. Riolan 束　自颞骨茎突发出，由茎突舌骨肌、茎突舌肌及茎突咽肌构成。

2. 茎乳动脉　一般与面神经主干伴行。

3. 下颌后静脉　亦称面后静脉，是甲 – 舌 – 面静脉干（thyrolinguofacial venous trunk）的属支。

4. 颈内静脉　在茎突的后外侧。

5. 颈外动脉分支　约在腺体内侧面中下 1/3 处进入腮腺。

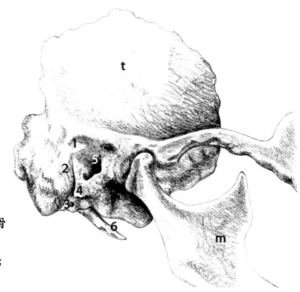

图 4-8　面神经主干定位解剖图（Ⅱ）。t. 颞骨（鳞部）；m. 下颌骨；1. 道上棘；2. 鼓乳缝；3. 茎乳孔；4. 鼓骨指示点（pointer）；5. 外耳道；6. 茎突

6. 舌咽神经　是混合神经，其运动神经成分支配咽上缩肌及茎突咽肌。节前的副交感神经纤维支配腮腺（通过鼓室神经、耳神经节、下颌神经加入耳颞神经），感觉神经支配中耳黏膜、咽部黏膜及舌界沟（lingual "V"）附近的味蕾。与迷走神经类似，舌咽神经对呼吸及循环系统的稳定有调控作用。舌咽神经从颈静脉孔出颅，然后向前走行并形成一个凹面朝向前上方的曲线，其起始段在颈内静脉及颈内动脉之间走行，而后在茎突舌肌和茎突咽肌之间，通过咽侧到达舌底。舌咽神经通过其分支传递颈动脉窦上压力感受器的冲动，即 Hering 神经，该神经自颈动脉分叉处发出，沿颈内动脉前外侧上行至舌咽神经主干。动脉内氧分压的信息也由颈动脉体感受器通过上述通路传导。反之，中枢神经系统通过向外周传递信号，可以调控动脉压力（降低外周血管紧张性、减慢心率、降低心肌收缩力和增加静脉系统容量），也可以增强呼吸能力（增加呼吸频率及潮气量）。迷走神经有类似的反射弧，只不过其外周感受器位于主动脉弓（图 4-9，图 4-10）。

【并发症】舌咽神经损伤通常表现为轻度吞咽障碍及味觉改变。但由于迷走与舌咽神经支配双侧大致相同的区域，因而仍可维持对循环及呼吸系统的有效控制。舌咽神经在颈部手术中很少显露。舌咽神经的医源性损伤主要发生于涉及颅底和桥小脑角区的耳神经外科及颈部手术时（如清扫体积巨大的颈静脉 – 二腹肌淋巴结转移病变），咽侧切开术及咽旁肿瘤切除术中。涉及咽部、扁桃体及舌部肿瘤的外科手术，舌咽神经也可能因受损而出现吞咽障碍及味觉障碍。舌咽神经在咽侧走行时靠近扁桃体下极，故在扁桃体切除术中舌咽神经可能因切除或电凝操作而受到损伤，但这种损伤大多是可逆的。

最后必须牢记的是，术中操作时对迷走或舌咽神经造成的刺激，都会引起短暂的心率减缓及血压降低。

我们现在开始暴露腮腺内的面神经。对腮腺深、浅叶的分层是有争议的，实际上，腮腺内深、浅两叶之间并没有一个实际存在的裂隙。腮腺浅叶体积远比深叶大，占据约 90%

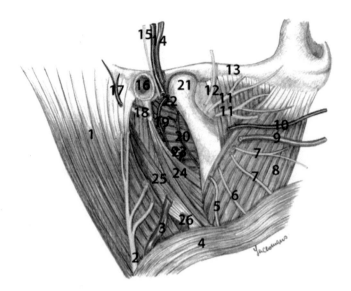

图 4-9 腮腺深层解剖示意图。1.胸锁乳突肌；2.耳大神经；3.颈外静脉；4.颈阔肌；5.面神经颈支；6.面神经下颌缘支；7.面神经颊支；8.咬肌；9.腮腺导管；10.面横动脉；11.面神经颧支；12.面神经颞支；13.颧弓；14.颞浅动、静脉；15.耳颞神经；16.外耳道；17.耳后动脉；18.面神经与茎乳动脉；19.咽升动脉；20.腭升动脉；21.下颌骨髁突；22.颌内动脉；23.颈外动脉；24.茎突诸肌（茎突咽肌、茎突舌骨肌、茎突舌肌）；25.二腹肌后腹；26.下颌后静脉

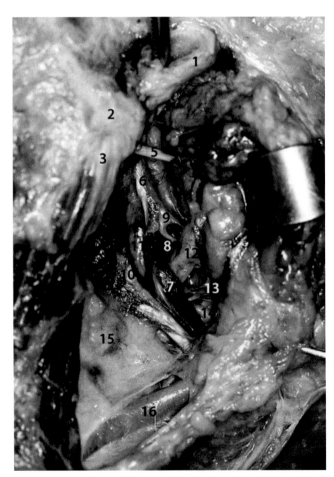

图 4-10 腮腺深层平面解剖图。p.腮腺；1.外耳道前壁；2.乳突；3.胸锁乳突肌肌腱；4.胸锁乳突肌前缘；5.面神经；6.茎突；7.茎突舌骨肌；8.茎突咽肌；9.茎突舌肌；10.二腹肌后腹；11.颈内静脉；12.颈外动脉；13.腭升动脉；14.舌咽神经；15.淋巴结；16.甲－舌－面静脉干

的腮腺腺体组织。

循面神经主干可以找面神经到掌部，继而分出颞面干及颈面干两个末稍干，颞面干较颈面干更粗，而且有更多的分支。经口角水平的假想线可以作为颞面干及颈面干支配面部肌肉的界线。下颌缘支靠近下颌后静脉。需要牢记面神经主干解剖恒定，两个末稍干之间还有吻合支（Ponce－Tortella 祥），这可以解释部分面神经医源性损伤后出现的功能性恢复。面神经额支和下颌缘支之间缺乏吻合支，导致相应部位面神经分支受损后，面神经出现不可逆的损伤（图 4-11）。

将腮腺浅叶向前上牵拉以显露被游离的面神经终末分支，游离并结扎腮腺导管及颞浅动脉，完好保留了来自深面的颌内动脉与来自咬肌向浅面走行的面横动脉（图 4-12）。

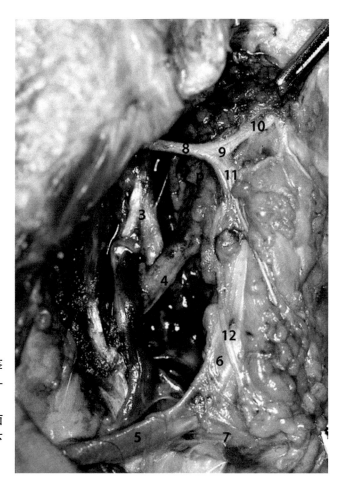

图 4-11　面神经掌部解剖图。p. 腮腺；1. 胸锁乳突肌前缘；2. 二腹肌后腹；3. 茎突及茎突诸肌；4. 颈外动脉；5. 甲－舌－面静脉干；6. 下颌后静脉；7. 面静脉；8. 面神经；9. 面神经掌部；10. 颞面干（面神经）；11. 颈面干（面神经）；12. 下颌缘支（面神经）

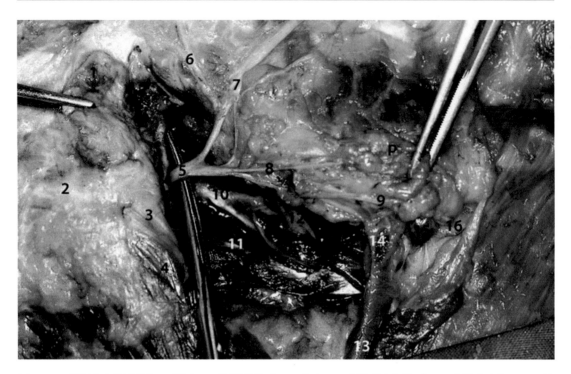

图 4-12　面神经树解剖图。p.腮腺；1.外耳道前壁；2.乳突；3.胸锁乳突肌肌腱；4.胸锁乳突肌；5.面神经；6.面神经（颞支）；7.面神经（颧支）；8.面神经（颊支）；9.面神经（下颌缘支）；10.茎突及茎突诸肌；11.二腹肌后腹；12.颈外动脉；13.甲-舌-面静脉干；14.下颌后静脉；15.淋巴结；16.面静脉

七、腮腺深叶

去除腮腺浅叶后可进行深叶切除，向后暴露茎突、颈部血管神经鞘、颈交感干、舌咽神经、副神经及舌下神经（图 4-13）。

继续扩大解剖直至显露咽上缩肌，其表面可以看到属于面动脉分支的腭升动脉和属于颈外动脉分支的咽升动脉。以下解剖结构也需要同时显露：①下颌后静脉；②颈外动脉；③在 2 点钟方向的上颌动、静脉。

切除腮腺深叶后，腮腺区的组织基本清理完毕，此时可以检查面神经的各分支组成（图4-14）。

【并发症】进食时的异常症状可偶发于腮腺切除术后，以耳颞神经支配区域皮肤多汗和发红为主要特征（Frey 综合征）。发生这个现象的原因是腮腺切除术后耳颞神经副交感纤维与交感神经系统异常连通，产生支配皮肤腺体及血管的异常反应。一些病例可以自行好转，另一些患者只能通过切除在中耳内壁上走行的鼓室神经后才能消除症状。

完成腮腺全切后，剩下的解剖结构包括血管、神经等都已清晰暴露。进一步的解剖练习可以在胸锁乳突肌前缘上部进行，行小组织瓣的切除，以其上端为蒂，向前旋转缝合于咬肌头端。可以填充腮腺切除后的空腔，部分消除手术后带来的外观变化，这也可以减少Frey 综合征的发生率。

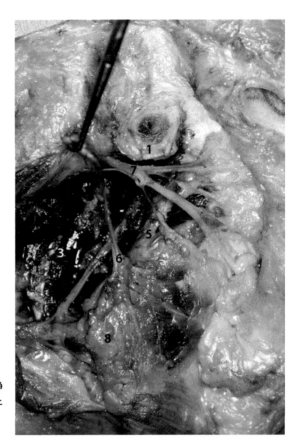

图 4-13　面神经终末支解剖图（Ⅰ）。1. 外耳道；
2. 茎突及茎突诸肌；3. 二腹肌后腹；4. 下颌后静
脉；5. 颈外动脉；6. 颈面干（面神经）；7. 颞面干
（面神经）；8. 下颌角；9. 咬肌

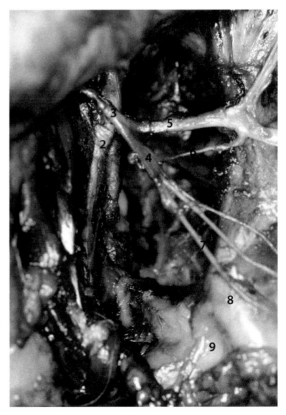

图 4-14　面神经终末支解剖图（Ⅱ）。1. 二腹
肌后腹；2. 茎突及茎突诸肌；3. 面神经主干；
4. 颈面干（面神经）；5. 颞面干（面神经）；
6.Ponce-Tortella 袢；7. 下颌缘支（面神经）；
8. 下颌角；9. 腮腺内隔膜

关键内容

辨认面神经主干,我们必须要始终牢记解剖标志。

下颌缘支在下颌后静脉表面,在腮腺浅叶手术过程中暴露腮腺下部时,下颌后静脉的结扎及离断是多余的。相反,它可以作为逆行寻找面神经主干的标志:从暴露下颌后静脉开始,确定下颌缘支后逆行寻找面神经掌部。

在分离胸锁乳突肌前缘时不应完全切除耳大神经,可以仅切除进入腮腺的分支,同时保留沿乳突上行的分支。

最后,腮腺区的皮瓣应该切在皮下脂肪层,即在包裹腺体的浅筋膜以外,可以预防面神经掌部分支末端损伤,因为这些分支在前部将上升至咬肌表面。

(韩曙光　译)

参考文献

1. Pernkoff E(1986)Atlante di anatomia umana, vol 1. Piccin Nuova Libraria, Padova
2. Testut L, Jacob O(1977)Trattato di anatomia topografica. UTET, Torino
3. Osborne RF, Jesse W, Hamilton JS, Calcaterra TC(2004)Bipedicle sternocleidomastoid muscle flap for reconstruction of tail of parotid defects. Laryngoscope 114(11):2045–2047

第 5 章

颌下 – 颏下区
（Robbins Ⅰ区）

特别提示

　　颌下区手术主要包括颌下腺切除及颌下区清扫。术中的一些重要结构，如面神经下颌缘支、舌神经、舌下神经等都需要保留。其中最关键的手术步骤是在舌骨平面成功分离舌神经、颌下腺导管（Wharton 管）及舌下神经。

一、解剖概要

　　颌下 – 颏下区对应的是 Robbins Ⅰ区。Ⅰ A 区即颏下区，Ⅰ B 区即颌下区，二者以下颌下腺前部附着的筋膜为界（此处原著有误——译者注）。

　　形似杏仁的颌下腺位于颌下三角内，被覆颈浅筋膜。颌下三角上内侧壁毗邻下颌舌骨肌、舌骨舌肌，外侧壁毗邻下颌骨，下外侧壁覆盖有裂开的颈浅筋膜、皮下组织及皮肤。颌下腺前端嵌入下颌舌骨肌、舌骨舌肌之间，并与舌下间隙相连。颈浅筋膜在颌下腺后缘增厚形成腺体间隔，颌下腺后缘与腮腺间以此间隔隔开。在颌下腺后缘附近可见面动脉的起点。颌下淋巴结一般位于腺体上外侧缘的筋膜下方。颌下三角尾部以二腹肌为界。二腹肌前腹与中线构成颏下区（图 5-1）。

　　【重要的解剖结构及名词】颈浅筋膜，面神经下颌缘支，面静脉，颏下静脉，下颌后静脉，腺体间隔，面动脉远端，咬肌，Hayes Martin 手法，面动脉近端（proximal facial pedicle），二腹肌，颏下动脉，舌骨舌肌，下颌舌骨肌，舌神经，颌下腺导管，舌下神经，舌动脉，Beclard 三角，Pirogoff 三角，颏下区，舌骨上白线。

　　【解剖标志】下颌骨下缘，下颌舌骨肌后缘，舌骨大角。

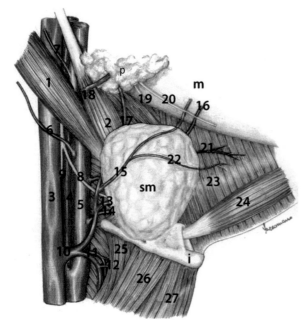

图 5-1　切除颌下腺示意图（Ⅰ）。sm. 颌下腺；p. 腮腺；m. 下颌骨；i. 舌骨；1. 二腹肌后腹；2. 茎突舌骨肌；3. 颈内静脉；4. 颈内动脉；5. 颈外动脉；6. 枕动脉；7. 耳后动脉；8. 舌下神经；9. 舌下神经降支；10. 甲 - 舌 - 面静脉干；11. 甲状腺上动、静脉；12. 喉上动、静脉；13. 舌静脉；14. 舌动脉；15. 面静脉；16. 面动脉；17. 下颌后静脉；18. 颈外静脉；19. 颈支（面神经）；20. 下颌缘支（面神经）；21. 颏下动脉；22. 颏下静脉；23. 下颌舌骨肌；24. 二腹肌前腹；25. 甲状舌骨肌；26. 肩胛舌骨肌；27. 胸骨舌骨肌

二、颈浅筋膜及面动脉远端

颈阔肌下方的区域被覆颈浅筋膜，颈浅筋膜在此一分为二包裹腺体。在筋膜的增厚处可见面神经的两个分支：下颌缘支及颈支。面神经下颌缘支走行于下颌骨下缘上方 1cm 处；面神经颈支较难寻找，走行于此区域的后上方，向下支配颈阔肌（图 5-2）。

解剖颈浅筋膜后，颌下腺暴露于视野中。于其后极表面寻找面静脉，面静脉下游汇合前方的颏下静脉及后方的下颌后静脉（颈外静脉）形成面静脉干。需要强调的是这一区域的静脉回流常有变异，以上描述的仅是最常见的一种。在深层可见腺体间隔，为颈浅筋膜局部增厚形成，是腮腺和颌下腺的分界（图 5-3）。

掀起覆盖于颌下三角上的颈浅筋膜后，上方即面动脉的远端，下方可见二腹肌的前、后腹，二腹肌中间腱为下颌下三角的底部（图 5-4）。

面动脉于咬肌前缘骑跨于下颌骨下缘。面神经下颌缘支与面动脉上方相交并支配下唇表情肌。于距离下颌骨下缘 1 ～ 2cm 处结扎远端面动脉（图 5-5）。

【并发症】面神经下颌缘支非离断性损伤可能引起降下唇肌的暂时性麻痹。因此，皮肤切口时应相对靠后，以避免在牵拉下颌骨边缘组织时过分用力，同时，在分离面动脉时要尽量靠近颌下腺。由于面神经走行于面动脉之上，在向上翻转面动脉时，应保证面神经尽量远离术区（Hayes Martin 手法）。

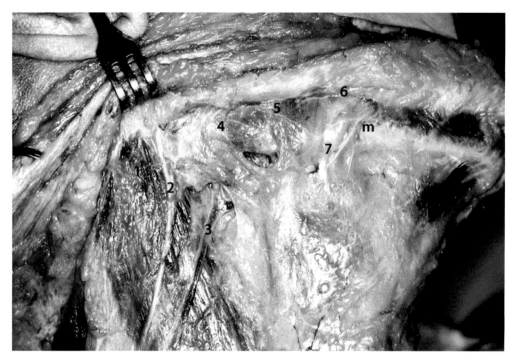

图 5-2 颈浅筋膜层面解剖图。m. 下颌骨；1. 胸锁乳突肌；2. 耳大神经；3. 颈外静脉；4. 下颌角；5. 咬肌；6. 下颌缘支（面神经）；7. 面动脉

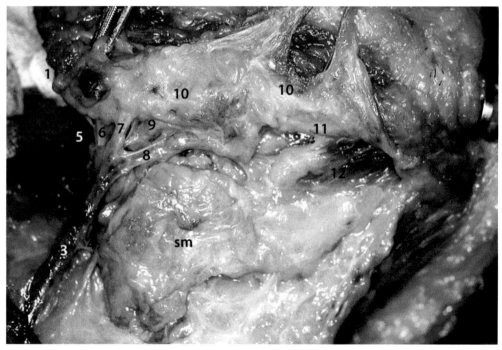

图 5-3 筋膜下平面解剖图。sm. 颌下腺；1. 下颌角；2. 淋巴结；3. 舌 – 面静脉干（linguofacial venous trunk）；4. 舌静脉；5. 下颌后静脉；6. 腺体间隔；7. 面静脉；8. 颏下静脉；9. 面动脉；10. 下颌缘支（面神经）；11. 下颌骨下缘；12. 下颌舌骨肌；13. 二腹肌前腹

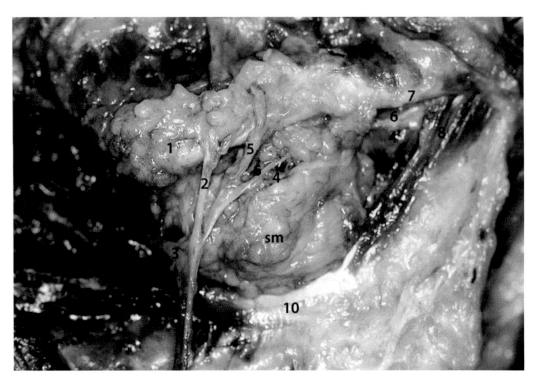

图 5-4　面动静脉束解剖图（Ⅰ）。sm.颌下腺；1.下颌角；2.面静脉；3.下颌后静脉；4.颏下静脉；5.面动脉；6.颏下动脉；7.下颌骨下缘；8.二腹肌前腹；9.下颌舌骨肌；10.二腹肌中间腱；11.二腹肌后腹；12.茎突舌骨肌

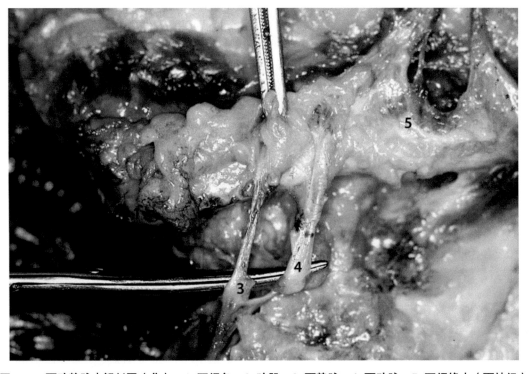

图 5-5　面动静脉束解剖图（Ⅱ）。1.下颌角；2.咬肌；3.面静脉；4.面动脉；5.下颌缘支（面神经）

三、切除颌下腺

颌下腺切除应该从后极开始，暴露面动脉近端。面动脉是颈外动脉的一个分支，它从二腹肌后腹后方出现，经过颌下腺后方，自后向前、从上向下，从下颌骨下缘表面经过，而后走行于面静脉前方。结扎位于二腹肌后方的面动脉近端。颌下腺良性病变时，原则上应保留面动脉（图 5-6）。

颏下动脉是面动脉的分支之一，向前内侧方向走行、朝向颏下区，其为下颌舌骨肌以上层面唯一重要的血管。一旦到达该平面，下颌舌骨肌后缘即可显露（图 5-7）。

与颏下动脉一起被解剖的是先前已经游离的、汇集血管的面静脉干（图 5-8）。

接着从颈深部肌层（舌骨舌肌）平面和颈中部肌层（下颌舌骨肌）平面抬起并翻转颌下腺（图 5-9）。

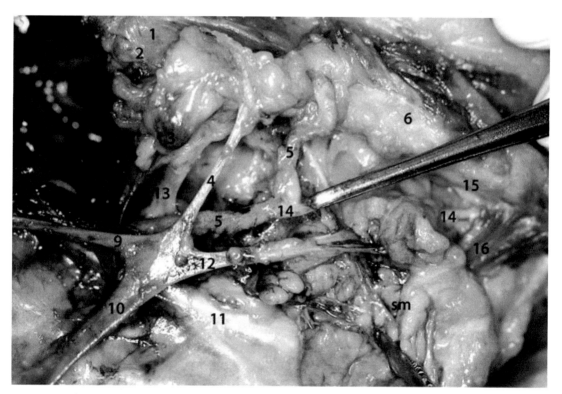

图 5-6　面动脉区域解剖图。sm. 颌下腺；1. 下颌角；2. 下颌缘支（面神经）近端；3. 淋巴结；4. 面静脉；5. 面动脉；6. 下颌缘支（面神经）远端；7. 茎突舌骨肌；8. 二腹肌后腹；9. 下颌后静脉；10. 面静脉干；11. 二腹肌中间腱；12. 颏下静脉；13. 腺体间隔；14. 颏下动脉起点；15. 下颌骨下缘；16. 二腹肌前腹

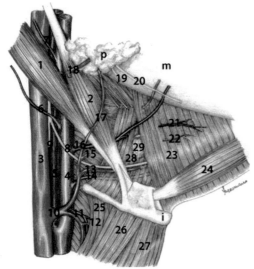

图 5-7　切除颌下腺示意图（Ⅱ）。p.腮腺；m.下颌骨；i.舌骨；1.二腹肌后腹；2.茎突舌骨肌；3.颈内静脉；4.颈外动脉；5.颈内动脉；6.枕动脉；7.耳后动脉；8.舌下神经；9.舌下神经降支；10.甲－舌－面静脉干；11.甲状腺上动、静脉；12.喉上动、静脉；13.舌静脉；14.舌动脉；15.面静脉；16.面动脉；17.下颌后静脉；18.颈外静脉；19.颈支（面神经）；20.下颌缘支（面神经）；21.颏下动脉；22.颏下静脉；23.下颌舌骨肌；24.二腹肌前腹；25.甲状舌骨肌；26.肩胛舌骨肌；27.胸骨舌骨肌；28.舌骨舌肌；29.颌下腺前嵴

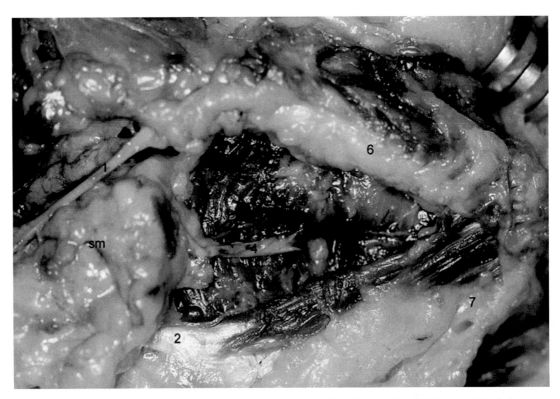

图 5-8　茎突区域解剖图。sm.颌下腺；1.面动脉；2.二腹肌中间腱；3.下颌舌骨肌；4.颏下动脉；5.二腹肌前腹；6.下颌骨下缘；7.颏下区

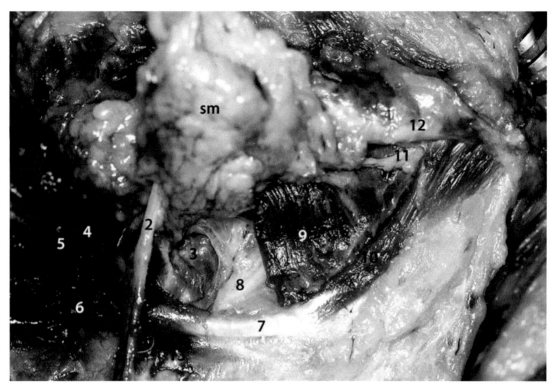

图 5–9　下颌舌骨肌平面解剖图（Ⅰ）。sm. 颌下腺；1. 咬肌；2. 面静脉；3. 舌骨舌肌；4. 下颌后静脉；5. 茎突舌肌；6. 二腹肌后腹；7. 二腹肌中间腱；8. 舌下神经；9. 下颌舌骨肌；10. 二腹肌前腹；11. 颏下动脉；12. 下颌骨下缘；13. 舌骨大角尖

四、舌骨舌肌平面

舌骨舌肌平面暴露后，可以完全暴露舌下神经，其向前走行于下颌舌骨肌下方，二腹肌中间腱表面。在舌下神经之上可以分离出颌下腺导管（图 5–10）。

用一个小 Farabeuf 拉钩将下颌舌骨肌从后拉向前方，显露舌骨舌肌平面。从上向下可见如下结构：

1. 舌神经　从三叉神经下颌支主干后方分出感觉神经，收集舌界沟前方黏膜的感觉及味觉，与下颌下神经节（副交感神经，包括面神经分支鼓索神经的传入神经纤维，以及舌神经支配颌下腺及舌下腺分泌功能的传出神经纤维）相连。

2. 颌下腺导管　朝向前方舌下腺方向。

3. 舌下神经　支配舌的运动，并与颈丛的降支一起支配除甲状舌骨肌外的舌骨下肌群（图 5–11）。

【并发症】到达舌骨舌肌平面，结扎颌下腺导管时需注意避免因使用电刀而导致舌神经及舌下神经损伤。舌下神经损伤的患者可出现吞咽困难，伸舌时舌偏向受损侧。

舌动脉是颈外动脉的第二个分支，在术中需要准确暴露及分离。舌动脉于咽中缩肌旁

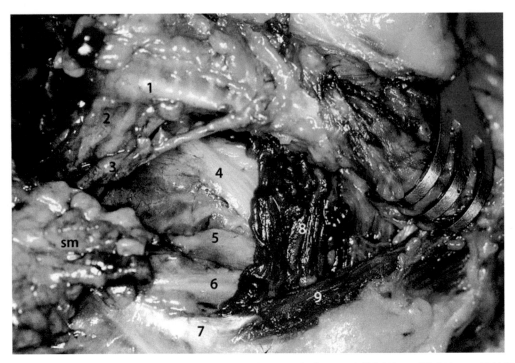

图 5-10　下颌舌骨肌平面解剖图（Ⅱ）。sm. 颌下腺；1. 下颌角；2. 腺体间隔；3. 面动脉；4. 舌神经；5. 颌下腺导管；6. 舌下神经；7. 二腹肌中间腱；8. 下颌舌骨肌；9. 二腹肌前腹

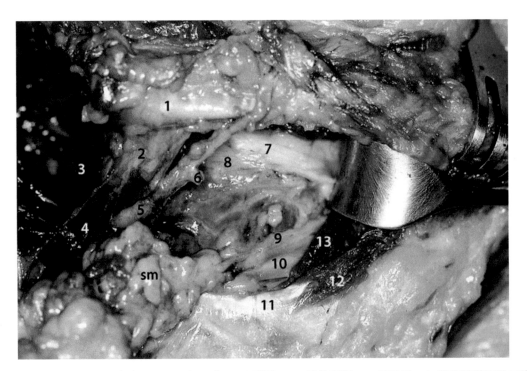

图 5-11　舌骨舌肌平面解剖图。sm. 颌下腺；1. 下颌角；2. 腺体间隔；3. 腮腺区；4. 茎突舌骨肌及二腹肌后腹；5. 面动脉；6. 颏下动脉起始部；7. 舌神经；8. 下颌下神经节；9. 颌下腺导管；10. 舌下神经；11. 二腹肌中间腱；12. 二腹肌前腹；13. 下颌舌骨肌

起源于颈外动脉，继而从舌骨舌肌后缘进入舌骨舌肌深面，平行并高于舌骨大角约0.5cm，水平向前走行（图5-12）。

练习2：请练习绘制舌动脉的解剖图（图5-13）。

在手术操作中，辨别并分离和结扎舌动脉是口咽及口腔手术的第一步，常在颈外动脉发出舌动脉处进行。在解剖教材上，从二腹肌后缘后方及前方均可进行舌动脉的分离，与之相应的解剖区分别称为 Beclard 三角和 Pirogoff 三角。Beclard 三角位于二腹肌后腹、舌骨大角与舌骨舌肌后缘之间。此区域的解剖需分离位于舌下神经及舌静脉下的舌骨舌肌。Pirogoff 三角界于二腹肌中间腱、舌下神经及下颌舌骨肌后缘之间。同样，暴露舌动脉也需首先解剖舌骨舌肌。以上解剖标志及解剖步骤为精准分离及结扎舌动脉提供了依据。

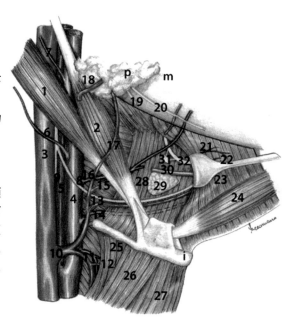

图 5-12　切除颌下腺示意图（Ⅲ）。p.腮腺；m.下颌骨；i.舌骨；1.二腹肌后腹；2.茎突舌骨肌；3.颈内静脉；4.颈外动脉；5.颈内动脉；6.枕动脉；7.耳后动脉；8.舌下神经；9.舌下神经降支；10.甲–舌–面静脉干；11.甲状腺上动、静脉；12.喉上动、静脉；13.舌静脉；14.舌动脉；15.面静脉；16.面动脉；17.下颌后静脉；18.颈外静脉；19.颈支（面神经）；20.下颌缘支（面神经）；21.颏下动脉；22.颏下静脉；23.下颌舌骨肌；24.二腹肌前腹；25.甲状舌骨肌；26.肩胛舌骨肌；27.胸骨舌骨肌；28.舌骨舌肌；29.颌下腺前嵴；30.颌下腺导管；31.下颌下神经节；32.舌神经

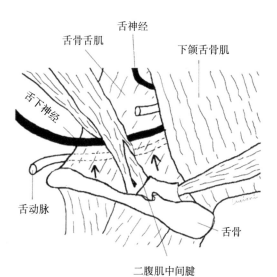

图 5-13　练习 2 要求绘制的舌动脉解剖图

解剖总结：解剖区域向前扩大至双侧二腹肌前腹间的颏下区。首先需要移除填充该区域的所有脂肪组织以暴露下颌舌骨肌平面。双侧下颌舌骨肌位于中线两侧，并于两肌间形成一上至颏隆凸下至舌骨的纤维嵴，即舌骨上白线（图5-14）。

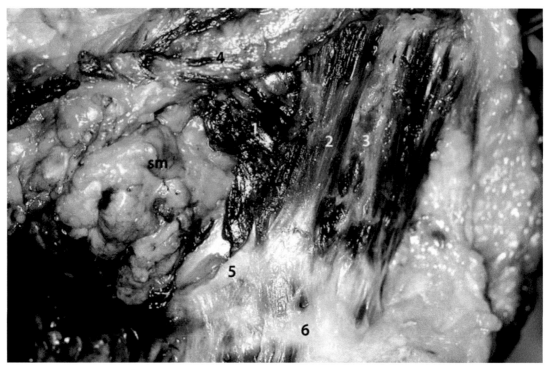

图5-14　颏下区解剖图。sm. 颌下腺；1.下颌舌骨肌；2.二腹肌前腹；3.舌骨上白线；4.下颌骨下缘；5.二腹肌中间腱；6.舌骨

关键内容

　　在颌下良性病变的手术中必须牢记：在涎石病等原因引起的反复感染中，由于瘢痕形成及大量出血，颌下腺摘除可能困难。在这种情况下，舌神经及舌下神经受损的概率会增加。在颌下腺结石手术中，需注意仔细检查颌下腺导管的各段，以避免结石碎片及实质组织进入颌下腺导管远端分支。

　　在颌下恶性病变的手术中，切除部分须包括该区域的腺体、脂肪及筋膜组织。在必要的情况下，手术范围可扩大至深层肌群、舌动脉，若舌下神经受累亦需切除。对于罕见的颌下腺原发肿瘤或颈侧区（Robbins Ⅰ区）受累，特别是口咽、口腔和下唇肿瘤，切除此区是很有必要的。分离二腹肌及相关肌群后，该区域亦可作为下颌入路之外的咽旁间隙手术入路。

（王钰彧　译）

参考文献

Robbins KT, Shaha AR, Medina JE et al （2008） Consensus statement on the classification and terminology of neck dissection. Arch Otolaryngol Head Neck Surg 134（5）:536–538

第6章

颈侧区（锁骨上区：
Robbins Ⅴ区）

特别提示

Robbins Ⅴ区手术对于判断鼻咽、口咽部肿瘤，以及头、颈后部皮肤肿瘤的淋巴结转移意义重大。如果Ⅱ区及Ⅲ区已经出现可疑的转移淋巴结，则肿瘤可能来源于喉或下咽。在开展此区的淋巴结手术时，需要识别副神经周围支并加以保留。

一、解剖概要

颈侧区的后界为斜方肌前缘和头夹肌，前界为舌骨小角、胸骨甲状肌及甲状舌骨肌外缘，下界为锁骨上缘，上界为二腹肌下缘。其深面为斜角肌、肩胛提肌和椎前肌平面(图6-1)。

本章将按照从下向上、由后至前的顺序详细介绍如何为肿瘤患者开展颈清扫术，理论上，手术应力求避免肿瘤转移播散的可能。

解剖将从锁骨上区开始，至颈动脉三角区。依据 Robbins 分区，解剖将从Ⅴ区淋巴结开始，后文其他章节将依次介绍Ⅱ区、Ⅲ区、Ⅳ区淋巴结的解剖。

锁骨上区即 Robbins Ⅴ区。其上界为一尖角，由斜方肌和胸锁乳突肌交叉形成，其下界为锁骨，前界为胸锁乳突肌后缘，后界为斜方肌前缘。

锁骨上区似一直立的锥体形，第一肋将其与肺尖隔开。颈丛和臂丛于深处将Ⅴ区与Ⅱ、Ⅲ、Ⅳ区分开。平行于环状软骨下缘的假想线将Ⅴ区分为ⅤA区（上方，副神经淋巴结）和ⅤB区（下方，锁骨上淋巴结）。

Ⅴ区内的纤维脂肪组织向内上方与颈动脉三角内组织相延续，向内下方与纵隔上部组织相延续，向外下与腋窝内组织相延续。

副神经周围支及颈横动脉附近的淋巴结具有重要意义。

【重要的解剖结构及名词】颈阔肌，耳大神经，颈外静脉，颈丛皮支，颈浅筋膜，副神

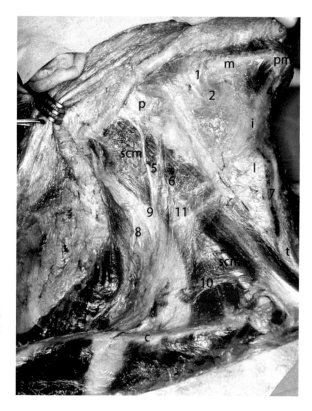

图 6-1　颈侧区解剖图。p. 腮腺；m. 下颌骨；pm. 颏突；scm. 胸锁乳突肌；i. 舌骨；l. 喉；tr. 斜方肌；t. 甲状腺；c. 锁骨；1. 面动脉；2. 颌下腺；3. 二腹肌前腹；4. 二腹肌间区（颏下区）；5. 耳大神经；6. 颈外静脉；7. 颈前静脉；8. 副神经（周围支）；9. Erb 点；10. 颈浅筋膜；11. 颈丛皮支

经，胸锁乳突肌，翼状肩综合征，枕小神经，颈丛，肩胛舌骨肌，臂丛，斜角肌群，Pancoast 综合征，颈横动脉，肩胛横动脉，膈神经，锁骨下动脉（subclavian artery），前斜角肌综合征（anterior scalene muscle syndrome），Troisier 征。

【解剖标志】锁骨，Erb 点，斜方肌前缘，Lisfranc 结节（斜角肌结节）。

二、颈浅筋膜和副神经

手术时将患者头部最大程度地转向操作者对侧（手术位），若颈阔肌位于原位（图 6-2 中颈阔肌已被切除），可见包绕颈阔肌的颈浅筋膜。在颈浅筋膜之下，胸锁乳突肌表面，可见以下三个重要结构穿过肌肉：①耳大神经；②颈外静脉及其分支；③颈丛皮支。其中耳大神经和颈丛皮支均为颈丛的分支（感觉神经）（图 6-2）。

沿胸锁乳突肌的外表面分离颈浅筋膜，在中部，由上至下切断上述结构。从胸锁乳突肌上提起筋膜，并用手术刀沿提起的胸锁乳突肌弧形分离颈浅筋膜及胸锁乳突肌全长（图 6-3）。

解剖Ⅴ区淋巴结首先需要找到并分离副神经。副神经起源于颅内，由迷走神经 – 副神经复合体（副交感神经 / 内脏运动神经纤维）及副神经（躯体运动纤维）组成，经颈静脉孔出颅。副神经继而分为：迷走神经部（内支或中间支），汇入迷走神经，参与支配喉；副神经外支或侧支途经颈内静脉前方，进入胸锁乳突肌深面并发出分支支配胸锁乳突肌，

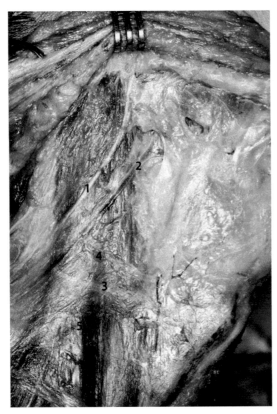 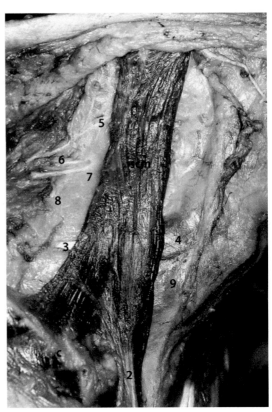

图 6-2 颈浅筋膜平面解剖图。1. 耳大神经；2. 颈外静脉；3. 颈丛皮支；4. 颈浅筋膜；5. 胸锁乳突肌

图 6-3 胸锁乳突肌区域解剖图。scm. 胸锁乳突肌；c. 锁骨；1. 胸锁乳突肌锁骨头；2. 胸锁乳突肌胸骨头；3. 肩胛舌骨肌中间腱；4. 肩胛舌骨肌上腹；5. 耳大神经（已切断）；6. 颈丛其余分支；7. 颈丛皮支（已切断）；8. 副神经（周围支）；9. 胸骨舌骨肌

最后从靠近胸锁乳突肌后缘处离开。副神经整体走行为从上至下、从前向后，终末支进入并支配斜方肌。

练习 3：请练习绘制副神经的解剖图（图 6-4）。

可以在以下两个部位寻找副神经周围支：

1. 胸锁乳突肌后缘副神经离开胸锁乳突肌处，在 Erb 点上方约 1cm 处。Erb 点即颈丛的分支——耳大神经绕过胸锁乳突肌处。

2. 副神经入斜方肌处，位于斜方肌与肩胛舌骨肌下腹交叉处上方 2cm。

另一种分离副神经的方法可能更容易操作。一般颈清扫从下向上、由后至前进行。首先，在皮肤下找到斜方肌前缘，副神经常于斜方肌前缘中部进入斜方肌，于此处分离副神经有利于副神经的保护。应在此处找到支配斜方肌的颈支，然后找到颈横血管蒂的远端。一旦确定，即可自胸锁乳突肌至斜方肌游离副神经全长（图 6-5），在此过程中可见一些伴随副神经走行的副神经淋巴结（spinal chain lymph nodes）。

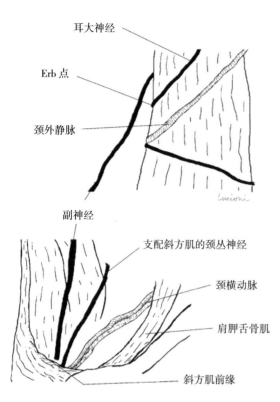

图 6-4 练习 3 要求绘制的副神经解剖图

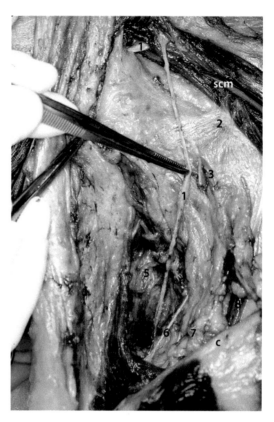

图 6-5 副神经解剖图。scm. 胸锁乳突肌；tr. 斜方肌；c. 锁骨；1. 副神经；2. 颈浅筋膜；3. 颈丛分支；4. 肩胛提肌；5. 颈深筋膜；6. 支配斜方肌的颈丛神经；7. 颈横动脉；8. 肩胛舌骨肌下腹

【并发症】斜方肌和胸锁乳突肌的神经支配有两个来源：一部分来源于副神经，一部分来源于第 2 颈神经（C_2）及第 3 颈神经（C_3）发出的颈丛神经。以上神经的损伤可致"翼状肩"，表现为患侧肩下垂、旋向前内侧、上肢抬举时疼痛。在其余肌肉的作用下，锁骨的微裂隙可致锁骨中段向上、向前变形，体征表现为胸锁关节的显著性增生。临床上常用锁骨"假瘤样变（pseudotumour）"来形容这一改变，初诊时可误以为颈Ⅳ区的转移癌或继发性骨固定。

于斜方肌内面将其与深面的疏松组织分离开，直至其上方及深面由颈深筋膜（ⅤA区）包裹的肩胛提肌及斜角肌群显露出来。于肩胛提肌表面可见颈丛的另一皮支，即枕小神经（图 6-6）。

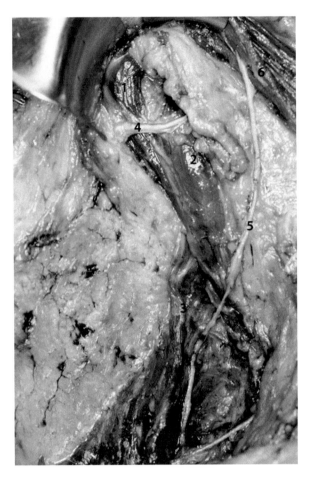

图 6-6　Robbins Ⅴ区解剖图。1. 肩胛提肌；2. 斜角肌群；3. 斜方肌；4. 枕小神经；5. 副神经；6. 胸锁乳突肌

三、颈丛及颈横血管

解剖过程中可见颈丛的其他后部分支，解剖向内侧止于颈丛吻合环处，其内侧即Ⅱ区及Ⅲ区。

在副神经下方（ⅤB区）寻找并游离如下结构：①颈横动脉远端；②支配斜方肌的颈丛分支。向内侧抬起并用剪刀去除锁骨上窝内疏松结缔组织即可暴露上述结构（图 6-7）。

肩胛舌骨肌位于锁骨上三角浅层。颈外静脉很明显位于筋膜下，在肩胛舌骨肌上平面，它自胸锁乳突肌外侧缘发出，向侧方、锁骨方向下降并汇入锁骨下静脉。颈外静脉于此段接收一个重要的血管汇入，即颈横静脉（transverse cervical vein）。可以在血管末端游离和解剖上述血管（图 6-8）。

接下来需要分离肩胛舌骨肌下腹，肩胛舌骨肌位于颈筋膜中层更外侧且分为两段（图 6-9）。

离断肩胛舌骨肌远端，将其外翻，即可显露锁骨后上缘所有肿大的锁骨上淋巴结。在干纱布的帮助下，向内侧分离并抬起脂肪组织暴露深面的重要结构，包括斜角肌群、臂丛及其上的颈横动脉。

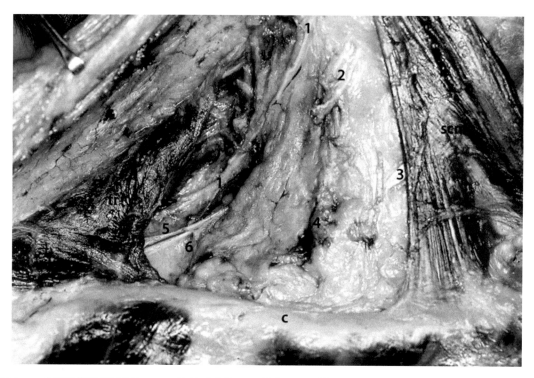

图 6-7 筋膜下平面解剖图。scm. 胸锁乳突肌；tr. 斜方肌；c. 锁骨；1. 副神经（周围支）；2. 颈丛神经；3. 肩胛舌骨肌中间腱；4. 颈外静脉；5. 支配斜方肌的颈丛神经；6. 颈横动脉

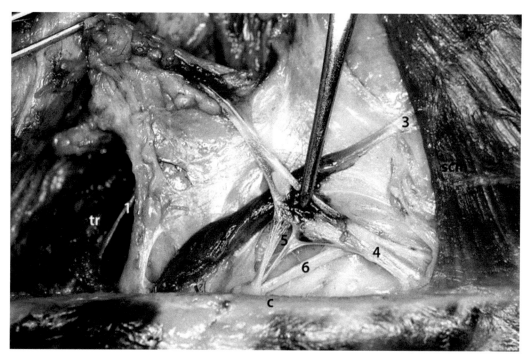

图 6-8 肩胛舌骨肌平面解剖图。scm. 胸锁乳突肌；tr. 斜方肌；c. 锁骨；1. 副神经（周围支）；2. 肩胛舌骨肌下腹；3. 肩胛舌骨肌中间腱；4. 颈外静脉；5. 颈横静脉；6. 肩胛横动脉

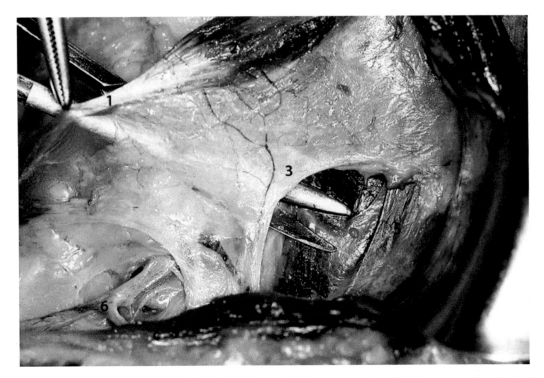

图 6-9　颈筋膜中层解剖图。scm. 胸锁乳突肌；c. 锁骨；1. 肩胛舌骨肌中间腱；2. 肩胛舌骨肌上腹；3. 颈筋膜中层；4. 胸骨甲状肌；5. 胸骨舌骨肌；6. 肩胛横动、静脉；7. 胸锁乳突肌（残端）

四、斜角肌群平面及臂丛

　　斜角肌群包括前、中、后斜角肌。斜角肌起自颈椎横突，向外侧分别止于第一、二肋骨。斜角肌群均被颈深筋膜包裹，颈深筋膜向内侧延续至椎前肌群（图 6-10）。

　　臂丛神经由第 5 ～ 8 颈神经前支和第 1 胸神经前支的大部分纤维组成，于前斜角肌、中斜角肌间隙穿出三支神经主干。臂丛的分支之一肩胛背神经，于中、后斜角肌间隙穿出。臂丛神经支配上肢。

　　【注意】Pancoast 综合征指因肺尖原发肿瘤或来源于颈侧区的转移癌压迫臂丛而引起的上肢顽固性疼痛。

　　【并发症】在颈部手术，尤其是颈淋巴结清扫术中，臂丛的损伤很罕见。臂丛神经是以斜角肌间隙为底面的白色、三角形纤维组织。臂丛神经和斜角肌群均包裹于颈深筋膜内（图 6-11）。

　　一般来说，由于颈深筋膜表面界线清晰，用纱布分离锁骨上区斜角肌表面的纤维脂肪组织较容易。臂丛的三支主干中，臂丛上干（来源于颈神经 C_5 ～ C_6）位置最表浅，因而最容易被肿瘤侵袭或发生损伤。解剖变异亦可发生：笔者曾见过一例位于锁骨上窝浅表疏松组织的臂丛上干，于术中不幸被切断。这一医源性损伤导致同侧肩部运动障碍，即患侧

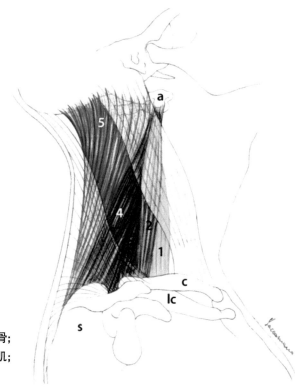

图 6-10　颈深肌群示意图。a. 寰椎横突；c. 锁骨；lc. 第 1 肋；s. 肩胛骨；1. 前斜角肌；2. 中斜角肌；3. 后斜角肌；4. 肩胛提肌；5. 头夹肌

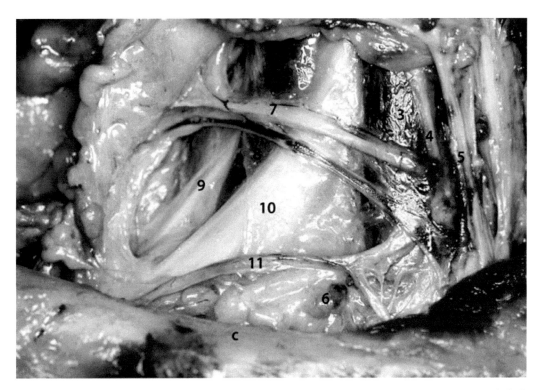

图 6-11　臂丛神经解剖图。c. 锁骨；1. 后斜角肌；2. 中斜角肌；3. 前斜角肌；4. 膈神经；5. 颈内静脉；6. 炭末沉着的淋巴结；7. 颈横动、静脉；8. 颈深筋膜；9. 肩胛背神经；10. 臂丛；11. 肩胛横动脉

肩降低，患侧肱骨头反复脱臼，上肢下垂，呈内旋位，掌下翻。患侧上肢外展及前臂屈曲障碍，2～3周后相关肌肉萎缩。

颈横动、静脉（颈浅动脉）及肩胛横动、静脉起源于甲状颈干。它们从内向外分叉，分别与两个层面的臂丛神经交汇。以上血管的全长必须得到分离及解剖。

五、膈神经

膈神经为颈丛的四条分支之一，它支配膈肌的运动，并有感觉纤维分布至胸膜及心包膜。膈神经经过前斜角肌表面，向内侧分支，与臂丛毗邻（为便于记忆，可将膈神经想象成一只手的拇指，其余四指即臂丛分支）。

沿颈深筋膜表面向内侧分离筋膜上组织，即可轻松辨别膈神经。膈神经位于臂丛内侧，为前斜角肌外表面的筋膜包裹。在分离颈丛皮支时，需要首先明确膈神经的位置，剪刀尖指向头侧，皮支的分离需位于一浅于膈神经走行的平面上。

【并发症】膈神经损伤或断裂表现为同侧膈肌瘫痪，膈肌上抬障碍。单侧膈肌麻痹时患者常无明显症状，或于平卧时出现呼吸困难，这是由于平卧时腹腔内容物上抬松弛的膈肌所致。为了保证有效吸气量，肋间肌及附属的呼吸肌持续用力将导致胸廓代偿性扩张。单侧膈肌麻痹患者的肺功能异常表现为肺总容量、肺活量、吸气量、最大吸气时压力下降25%，第一秒用力呼气量下降可高达40%。肺功能异常一般不伴有严重临床并发症，除非患者同时患有影响呼吸功能的肺部疾病。

由颈部手术引起的双侧膈肌麻痹非常罕见。双侧膈肌麻痹常由中枢性或系统性神经性疾病引起，一过性的双侧膈肌麻痹可由心脏手术时的低体温引起。在此情况下，辅助通气治疗是必要的。针对单侧膈肌麻痹、单侧膈肌松弛引起膈肌"折叠"的患者，行修复手术，可得到最佳的临床效果。

六、锁骨下动脉

就颈侧区（锁骨上区：Robbins Ⅴ区）的解剖而言，寻找并分离锁骨下动脉是非常有价值的。锁骨下动脉位于臂丛的下内侧，于斜角肌群下骑跨第1肋，在锁骨下通过并移行为腋动脉。Lisfranc结节是前斜角肌附着于第1肋的骨性隆起，锁骨下动脉与第1肋相交处与Lisfranc结节相邻，此处为结扎锁骨下动脉斜角肌段的解剖标志。为了暴露这一标志，在不损伤膈神经的基础上，建议分离前斜角肌外侧缘。

练习4：请练习绘制锁骨下动脉的解剖图（图6-12）。

可通过触诊寻找Lisfranc结节。臂丛神经显露后，可于第1肋上缘寻找锁骨下动脉。在保留膈神经的前提下，建议分离前斜角肌外侧缘以便更好地暴露锁骨下动脉。

【注意】前斜角肌综合征为前中斜角肌间的锁骨下动脉和臂丛受压迫引起的，以上肢

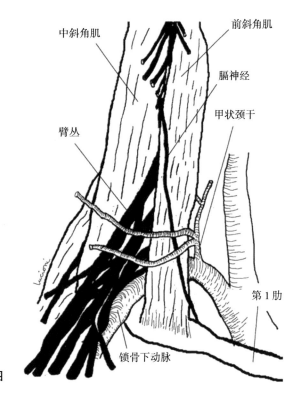

图 6-12 练习 4 要求绘制的锁骨下动脉解剖图

缺血、尺神经痛为特征的临床综合征。症状常于上肢下垂时加重，于上肢上抬时减轻，可行前斜角肌切断术治疗。

关键内容

　　副神经可与支配斜方肌的颈丛神经混淆，故切断神经前需分离神经、确定神经来源。副神经可出现解剖变异：近 6% 的副神经止于胸锁乳突肌，30% 的副神经未进入胸锁乳突肌 / 斜方肌，而是从其后方经过。副神经最易发生医源性损伤的部分为周围支。

　　颈丛神经周围支的离断可能出现皮肤感觉减退，受累区域可包括由耳郭至锁骨附近的胸部皮肤（在 Calearo 和 Teatini 提出的根治及改良根治术出现，在 Bocca 的功能性手术中未出现）。

　　Ｖ B 区的孤立转移性淋巴结需警惕肺部、食管、胸部及胃部肿瘤（左侧，Troisier 征）。

（王钰彧　译）

参考文献

1.Krause HR, Bremevic A, Herrmann M （1993）The innervation of the trapezius muscle in connection with radical neck dissection: an anatomical study. J Craniomaxillofac Surg 21:102 - 106

2.Kierner AC, Burian M, Bentzien S et al （2002） Intraoperative electromyography for identification of the trapezius muscle innervation: clinical proof of a new anatomical concept. Laryngoscope 112:1853 - 1856

3.Kierner AC, Zelenka I, Burian M （2001） How do the cervical plexus and the spinal accessory nerve contribute to innervation of the trapezius muscle? As seen from within using Sihler's stain. Arch Otolaryngol Head Neck Surg 127:1230 - 1232

4.Cappiello J, Piazza C, Giudice M et al （2005） Shoulder disability after different selective neck dissection （level II - IV versus level II - V）: a comparative study. Laryngoscope 115:259 - 263

5.Calearo C, Teatini G （1983） Functional neck dissection: anatomical grounds, surgical techniques, clinical observations. Ann Otol Rhinol Laryngol 92:215 - 222

6.Bocca E, Pignataro O （1967） A conservation technique in radical neck dissection. Ann Otol 76:975 - 987

第 7 章

颈侧区（胸锁乳突肌区：Robbins Ⅱ，Ⅲ，Ⅳ区）

特别提示

　　该区域的手术对于治疗上呼吸道和上消化道肿瘤的淋巴结转移具有特殊的肿瘤学意义。该区域的外科手术探查主要涉及轴向的颈动脉及其附属结构（走行区域附属组织），是头颈部肿瘤外科医生最常涉及的区域。

一、解剖概要

　　解剖学家定义的胸锁乳突肌区近似对应于 Robbins Ⅱ、Ⅲ 及Ⅳ区，在头部处于正常位置时，它大致由胸锁乳突肌及其下所有组织组成。

　　Robbins 分区方法给出了该区域精确的界线，即以颅底和茎突舌骨肌为顶部，锁骨为底部，胸锁乳突肌后缘为后界，侧缘为前界的区域。

　　3 个分区自头向尾方向由舌骨下缘和环状软骨下缘分开。

　　有显著临床意义的淋巴结群中最重要的是位于Ⅱ区和Ⅲ区的淋巴结群，它们涵盖了颈部淋巴引流的主要节点。

　　【重要的解剖结构及名词】头夹肌，肩胛提肌，斜角肌，副神经，颈内静脉，枕动脉，胸锁乳突肌，肩胛舌骨肌，颈丛，舌下神经袢，膈神经，甲 - 舌 - 面静脉干，颈静脉周围淋巴结，颈总动脉，颈动脉窦，颈外动脉，喉上动脉，舌骨舌肌，面动脉，咽升动脉，耳后动脉，舌下神经，舌骨大角，Farabeuf 三角，迷走神经，胸导管，甲状颈干，肩胛横动脉，颈横动脉，颈升动脉，甲状腺下动脉，胸廓内动脉，胸肩峰动脉，锁骨下动脉，喉返神经。

　　【解剖标志】寰椎横突，二腹肌，颈动脉结节（carotid tubercle）。

二、副神经和 Robbins ⅡB 区

从最上端开始解剖此区域。先辨识颈部深肌筋膜层，它由中间偏内侧的头夹肌、肩胛提肌和斜角肌组成。用 Farabeuf 拉钩适当牵拉胸锁乳突肌，然后通过触诊寰椎横突协助定位。寰椎横突是一个重要的定位标志，也是颈部淋巴结引流的上界，其旁常有枕动脉及其分支走行。覆盖于上方的浅层疏松结缔组织向两边均匀延伸，枕小神经及颈丛的皮支均可在深肌层平面被解剖出来（图 7-1）。

副神经主干的探查是非常重要的，副神经主干从颈内静脉前方走行，再由内侧向外侧走行并穿入胸锁乳突肌。把副神经从周围的脂肪组织中识别出来的可靠方法是用手握住已经从下部到上部充分游离的胸锁乳突肌，同时用示指触诊已握住的软组织中被牵拉的神经（图 7-2）。

事实上，最实用的方法是从 Robbins Ⅱ区直接解剖。胸锁乳突肌前缘和二腹肌后腹是可游离的，后者是另一个重要的标志，其表面没有比较危险的组织结构存在。游离牵拉这两块肌肉即可显露 Robbins Ⅱ区。副神经主干通常（但不总是）走行在颈内静脉上方，将 Robbins Ⅱ区分为前区（ⅡA 区）和后区（ⅡB 区）（图 7-3）。

【注意】对于喉肿瘤，如果ⅡA 区没有转移，那么ⅡB 区存在转移灶的可能性就可以忽略不计了。因此，一旦术中组织学检查确定ⅡA 区无转移，则ⅡB 区可以不予处理。

练习 5：请练习绘制 Robbins ⅡB 区的解剖图（图 7-4）。

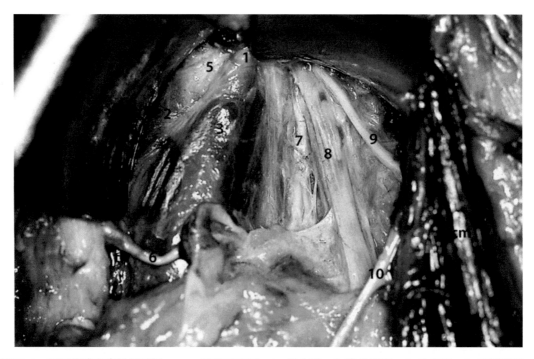

图 7-1　颈深筋膜和寰椎解剖图。scm. 胸锁乳突肌；tr. 斜方肌；1. 寰椎横突；2. 头夹肌；3. 肩胛提肌；4. 中斜角肌；5. 枕动脉；6. 枕小神经；7. 颈丛；8. 颈内静脉；9. 副神经（主干）；10. 副神经（周围支）

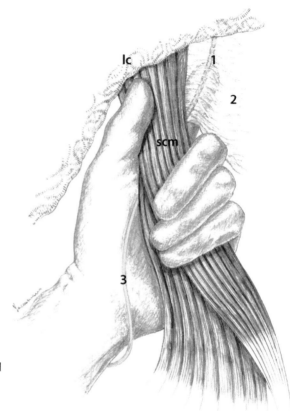

图 7-2　副神经主干示意图。lc. 皮瓣；scm. 胸锁乳突肌；1. 副神经（主干）；2. 疏松结缔组织；3. 副神经（周围支）

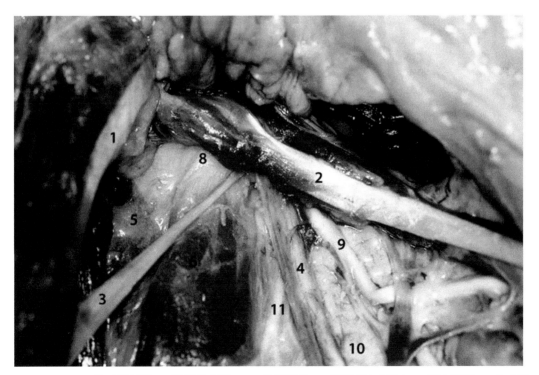

图 7-3　Robbins Ⅱ区解剖图。1. 胸锁乳突肌；2. 二腹肌后腹；3. 副神经（主干）；4. 颈内静脉；5. 头夹肌；6. 肩胛提肌；7. 前斜角肌；8. 寰椎横突；9. 舌下神经；10. 颈动脉分叉；11. 颈丛分支

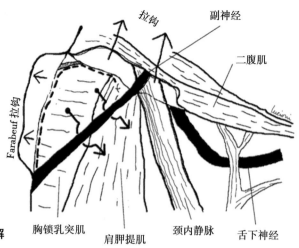

图 7-4　　练习 5 要求绘制的 Robbins ⅡB 区解剖图

在改良根治性或择区性颈清扫术中通过手术技术处理ⅡB 区是很有趣的事情。一旦识别副神经主干，且胸锁乳突肌及二腹肌后腹已被很好地解剖及游离，接下来就要确认颈内静脉并保证其位于内侧。从下方的脂肪组织中轻柔地分离并拉出神经，沿着上凸的拱形线游离脂肪组织直达深部肌肉平面（肩胛提肌及头夹肌）。解剖的上界是寰椎横突，通过触诊很容易辨别寰椎横突。在此区域，可能遇到枕动脉或颈外动脉的侧支。最后从深部肌肉平面上方、自上向下并通过像"桥"一样的副神经的下方切除脂肪组织。

三、胸锁乳突肌

胸锁乳突肌下部附着处，主要包括：

1. 锁骨头　对应于最深的肌肉部分，更宽更薄，附着于锁骨内侧 1/4。

2. 胸骨头　对应于最表浅和最连贯的部分，通过一个圆锥形的肌腱附着于胸骨柄前面。

胸锁乳突肌的两个头各具有不同的功能。锁骨头收缩可引导头部向锁骨屈曲；胸骨头收缩引起头部旋转并向对侧延伸。肌肉两个头围成一个底在下方的小三角形（锁骨上小窝），深面为颈总动脉的一段。

解剖胸锁乳突肌并外翻至副神经离开处，完全游离肩胛舌骨肌（图 7-5）。

四、颈丛

充分解剖、游离并牵拉深部层面及侧面的疏松结缔组织即可使颈丛神经得到充分暴露。

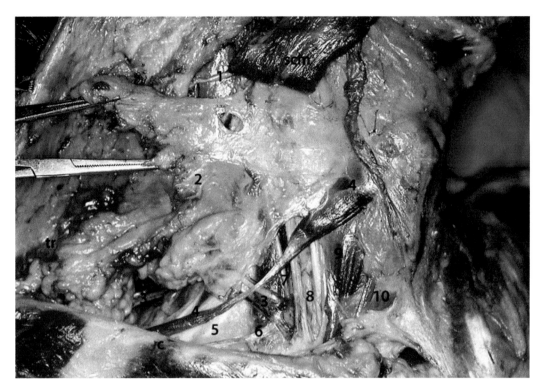

图 7–5　深筋膜平面解剖侧面观。scm. 胸锁乳突肌；tr. 斜方肌；c. 锁骨；1. 枕小神经；2. 颈丛神经支（已解剖）；3. 颈横动、静脉；4. 肩胛舌骨肌；5. 臂丛；6. 肩胛横动、静脉；7. 膈神经；8. 颈血管神经束；9. 胸骨甲状肌；10. 胸骨舌骨肌

　　颈丛神经由上面的 4 支颈神经（$C_1 \sim C_4$）的前支交叉融合，形成三个相互侧支相连的神经袢。它发出分支至皮肤、浅表组织和感觉神经（枕小神经、耳大神经、锁骨上神经和颈部皮神经），也发出分支至肌肉、深部组织和运动神经，包括分布于胸锁乳突肌、斜方肌和膈肌的神经分支及颈降神经（descending cervical nerve）。颈降神经下行于颈血管神经束的侧方，加入舌下神经降支，组成了舌下神经袢。它发出分支支配除甲状舌骨肌外的其他舌骨下肌群，甲状舌骨肌由舌下神经直接支配。颈丛神经在前斜角肌和中斜角肌间穿行，分出并保留膈神经及颈降神经后，颈丛神经皮支即分化为多个小分支（图 7–6）。

五、颈部血管神经束（上部）

　　在颈部侧方从外侧向内侧解剖，可以充分解剖暴露出颈部血管神经束，其外侧为颈内静脉，内侧为颈总动脉，在它们的深面，在颈内静脉与颈总动脉所形成的二面夹角内有迷走神经。此解剖部位的肩胛舌骨肌是一个很好的定位标志，它常常固定位于颈内静脉浅面。肩胛舌骨肌表面重要的解剖结构就是颈外静脉。

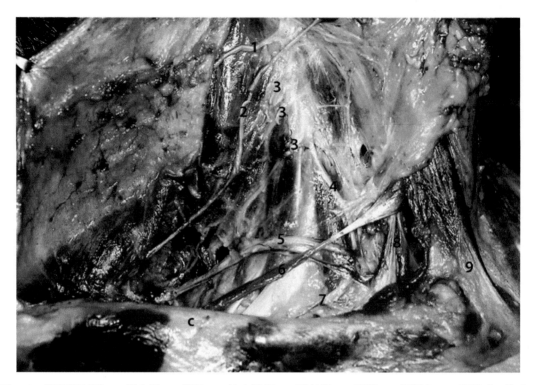

图 7-6　颈丛解剖图。tr. 斜方肌；c. 锁骨；1. 枕小神经；2. 副神经；3. 颈丛；4. 膈神经；5. 颈横动、静脉；6. 肩胛舌骨肌；7. 肩胛横动、静脉；8. 颈血管神经束；9. 胸锁乳突肌胸骨头端

在常规手术操作中，常将颈内静脉和颈总动脉这两支血管从血管鞘膜中游离出来，然后分离蜂窝脂肪组织，颈静脉周围的淋巴结即显露出来。轻轻牵拉上提标本，同时用手术剪仔细去除血管周围筋膜组织。当站在颈部右侧操作时，右利手的术者可以更便捷的由右向左进行相关游离操作（图 7-7）。

通常，颈内静脉不会向外侧发出属支。在其内侧寻找并游离颈内静脉的主要属支，甲-舌-面静脉干以向上的锐角汇入颈内静脉。解剖练习的重点是游离甲-舌-面静脉干各个分支，即甲状腺上静脉、舌静脉和面静脉。

切除的标本由富含淋巴结的颈筋膜及其脂肪组织构成。颈内静脉周围的淋巴结是颈部淋巴系统最重要的淋巴群。大部分上呼吸-消化道系统淋巴管均汇入颈部淋巴系统，这些淋巴结多位于胸锁乳突肌和颈内静脉外侧面之间的筋膜下。这些淋巴结从茎突舌骨肌层面开始引流，延伸至颈内静脉汇入头臂静脉处。这些淋巴结通常被解剖学家分成 3 组：①颈静脉上（颈静脉-二腹肌）淋巴结群，位于二腹肌后腹与甲-舌-面静脉干之间；②颈静脉中央淋巴结群，位于甲-舌-面静脉干与肩胛舌骨肌上腹之间；③颈静脉下淋巴结群，位于肩胛舌骨肌下方。在临床实践中，上述淋巴结群已经由 Robbins 分区系统给予了更好的定义（图 7-8）。

继续向上解剖颈部血管神经束。从胸锁关节至同侧的腮腺，颈血管神经束与胸锁乳突肌随着头部所处位置不同而变化。在解剖位或一定的颈部旋转位，颈动脉轴可轴向地从胸

图 7-7　前斜角肌平面解剖图。scm. 胸锁乳突肌；c. 锁骨；1. 肩胛提肌；2. 副神经；3. 迷走神经；4. 颈内动脉；5. 颈内静脉；6. 甲 - 舌 - 面静脉干；7. 舌下神经降支；8. 舌下神经；9. 颈丛；10. 中斜角肌；11. 后斜角肌；12. 前斜角肌；13. 臂丛；14. 颈横动、静脉；15. 肩胛舌骨肌；16. 肩胛横动、静脉；17. 颈降神经；18. 胸锁乳突肌锁骨头；19. 胸锁乳突肌胸骨头；20. 颈总动脉

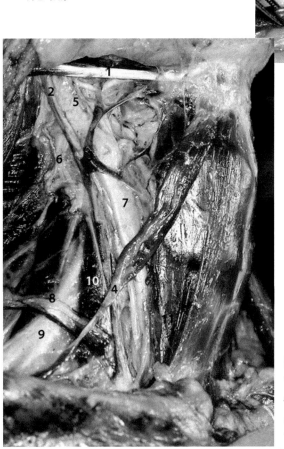

图 7-8　Robbins Ⅱ、Ⅲ 和 Ⅳ 区解剖图（Ⅰ）。1. 二腹肌后腹；2. 颈内静脉；3. 甲 - 舌 - 面静脉干；4. 肩胛舌骨肌上腹；5. 颈内动脉；6. 颈丛；7. 颈总动脉；8. 颈横动脉；9. 臂丛；10. 前斜角肌；11. 胸锁乳突肌

锁乳突肌前缘处开始趋于凸起，并占据颈动脉三角区。

在甲状软骨上缘，颈总动脉分成颈内动脉和颈外动脉。颈内动脉在外侧走行，因无分支，易于辨识。颈外动脉居内侧走行，在更高的层面，两者将旋转并互换位置。

解剖显露位于颈动脉分叉处后壁的颈动脉体：其外表为一麦粒大小的红色小体，包埋于血管周围的纤维鞘中，与分叉点处后表面相毗连。它受舌咽神经、颈交感神经及迷走神经支配，起化学感受器的作用。得益于广泛的血管网系统及其受神经支配的特性，颈动脉体可以传递血液中氧和二氧化碳含量的变化至神经中枢（图7-9）。

六、颈外动脉和舌下神经

通过从上而下、自后而前地依次游离解剖颈外动脉及其前面的分支，可以发现如下结构：

1. 甲状腺上动脉　从颈动脉分出后即以100°的角度弯曲向下发出，且向内侧发出分支——喉上动脉，后者由同名静脉和喉上神经伴行，三者共同形成喉上神经血管束（superior laryngeal pedicle）。

2. 舌动脉　位于喉上神经上方，有同名静脉伴行，向内上方走行，位于舌骨大角尖上方，

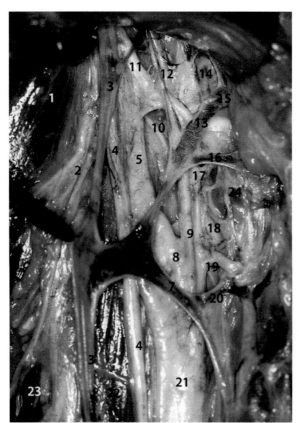

图7-9　颈动脉分叉区解剖图（Ⅰ）。1.肩胛提肌；2.颈丛神经；3.颈内静脉；4.迷走神经；5颈内动脉；6.甲-舌-面静脉干；7.甲状腺上静脉；8.颈动脉叉；9.颈外动脉；10.喉上神经；11.舌下神经；12.枕动脉；13.面神经主干；14.下颌后静脉；15.面静脉；16.舌静脉；17.舌动脉；18.颈交感神经链；19.甲状腺上动脉；20.喉上静脉；21.颈总动脉；22.前斜角肌；23.中斜角肌；24.舌骨大角

并从舌骨舌肌后缘下方穿该肌肉深面。舌静脉并行于舌动脉，但大部分舌静脉在舌骨舌肌前方一个更为表浅的部位走行，进而伴行舌下神经向下颌下区方向前行。

3. 面动脉　在其发出部位附近，二腹肌后腹面，然后向下颌下区走行。

4. 颈外动脉后侧分支需仔细寻找，其走行如下：

（1）咽升动脉：从甲状腺上动脉发出部位上方的颈外动脉发出，在咽中缩肌停留后再向上走行。

（2）枕动脉：由舌下神经和颈外动脉交叉处下方发出，向外上方走行，于舌下神经深面穿行后向乳突走行。

（3）耳后动脉：在外耳道后方向颅上方走行（图 7-10）。

舌下神经：其先弧形向前走行，在颈内静脉及颈内、外动脉之间穿行。此时，舌下神经发出一个降支伴行前斜角肌，与颈丛下行的颈支在下方交汇吻合形成舌下神经袢。一般到达舌骨大角末端后，舌下神经将发出一个分支，从舌骨大角向前走行，支配甲状舌骨肌。

【注意】从功能的观点来看，舌下神经是在这一区域中除颈内动脉外最重要的结构。在这一区域施行任何手术，均需先辨认、保护舌下神经，以避免术中对其造成损害。

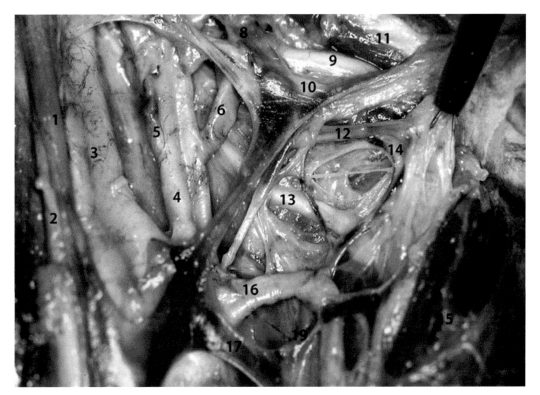

图 7-10　颈动脉分叉区解剖图（Ⅱ）。1. 颈内静脉；2. 迷走神经；3. 颈内动脉；4. 颈外动脉；5. 咽升动脉；6. 舌动脉；7. 面静脉干；8. 下颌后静脉；9. 舌神经；10. 面静脉；11. 舌下肌；12. 舌静脉；13. 喉上神经；14. 舌骨大角；15. 胸骨舌骨肌；16. 甲状腺上动脉；17. 甲状腺上静脉；18. 甲－舌－面静脉干；19. 喉上静脉

【并发症】舌下神经含有支配舌的运动神经。舌下神经麻痹时伸舌偏向患侧，其他疾病时则偏向健侧。考虑到舌体运动在发音、咀嚼及吞咽功能上的作用，医源性舌下神经损伤是一件极其严重的事故。舌的反向运动推动摄入的食物向咽部推进，这是舌的基本功能，该功能的缺失可导致吞咽困难，而这种情况在部分声门上手术后显得极其严重。以下情况容易导致舌下神经损伤风险显著增高：①颌下部手术，下颌下腺周围有明显瘢痕或局部大量出血时，将导致术中舌下神经显露和游离困难，进而显著增高舌下神经受损的风险。②在功能性喉手术中，在游离舌骨大角过程中，没有遵照游离解剖需尽量贴近骨性结构操作的原则，进而导致神经受损风险显著增高。③在功能性声门上手术时，在舌骨切除后，因神经走行于舌骨邻近区域，因此缝合上下舌骨肌的过程中易致损伤风险显著增高。

考虑到舌骨大角是该解剖区域内的一个重要解剖标志，有必要特别说明，舌骨大角在舌动脉及舌下神经的辨识过程中常被作为一个首选解剖标志。在喉上神经血管束血管的寻找、游离和结扎，以及梨状窝的探查手术中，舌骨大角也是一个重要的解剖标志。最后，舌骨大角也是结扎颈外动脉起始点的一个重要解剖标志（图 7-11）。

七、Farabeuf 三角

在上呼吸道、消化道肿瘤的外科根治手术中，为了阻止或预防不可控性的颈面部大出

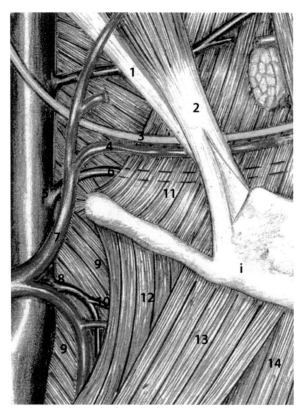

图 7-11　舌骨大角示意图。i. 舌骨；1. 二腹肌后腹；2. 茎突舌骨肌；3. 舌下神经；4. 舌静脉；5. 颈外动脉；6. 舌动脉；7. 舌－面静脉干；8. 甲状腺上动脉；9. 咽下缩肌；10. 喉上动脉；11. 舌骨舌肌；12. 甲状舌骨肌；13. 肩胛舌骨肌；14. 胸骨舌骨肌

血，可预防性结扎颈外动脉及其分支。在颈外动脉被肿瘤包裹，或肿瘤的转移淋巴结破裂时，可能牺牲整个颈外动脉。结扎或切除一侧的颈外动脉时，如果对侧的颈外动脉有广泛的吻合支，则不会导致功能障碍。

通常情况下，颈外动脉在甲状腺上动脉的起点和舌动脉的起点之间这一解剖位置是固定的。舌骨大角侧方末端是一个非常重要的解剖标志，颈外动脉通常居于此处。为了确定颈外动脉的起始点，解剖学家描述了一个"三角区"：内侧壁是颈内静脉，外侧壁是甲 – 舌 – 面静脉干，上界是舌下神经，该区域称为 Farabeuf 三角（图 7-12）。

当胸锁乳突肌完好无损时，在 Farabeuf 三角中找到并结扎颈外动脉，这是一个切实可行且非常有用的操作。当其他方法无法控制咽部或者口腔出血时，该法可以作为一个可行的、典型的急诊外科手术。

首先，在该三角的内侧部分找到胸锁乳突肌的前缘，将其从上到下共 10cm 的区域完全游离。随后在胸锁乳突肌的内侧找到并完整暴露颈内静脉。在颈内静脉的前缘，可找到甲 – 舌 – 面静脉干，在其顶端、颈内静脉下横行部位，找到并游离舌下神经。在 Farabeuf 三角内，前缘是颈内静脉，侧缘是甲 – 舌 – 面静脉干和舌下神经，此三角的底部可以找到颈动脉。请注意颈外动脉是带有分支的血管。

练习 6：请练习绘制 Farabeuf 三角的解剖图（图 7-13）。

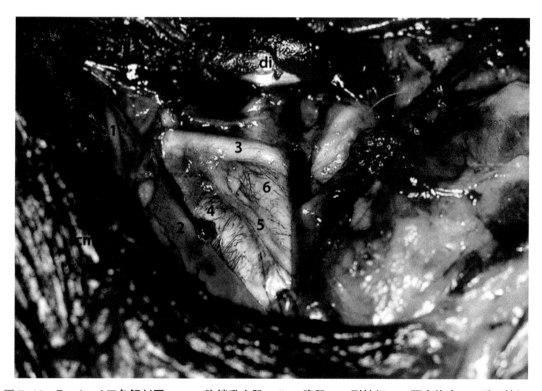

图 7-12　Farabeuf 三角解剖图。scm. 胸锁乳突肌；di. 二腹肌；1. 副神经；2. 颈内静脉；3. 舌下神经；4. 颈内动脉；5. 舌下神经降支；6. 颈外动脉；7. 甲 – 舌 – 面静脉干

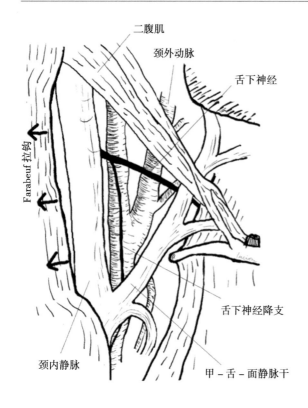

二腹肌

颈外动脉

舌下神经

Farabeuf 拉钩

舌下神经降支

颈内静脉

甲－舌－面静脉干

图 7-13　**练习 6 要求绘制的 Farabeuf 三角解剖图**

八、颈部血管神经束（下部）

　　按照上文的解剖步骤，绝大部分胸锁乳突肌均已显露。通常解剖层面达到舌骨下肌群即可停止，因为已经到达颈侧区的内侧界线。可以顺着颈部血管神经轴向（vasculonervous axis）的走行继续向下解剖。将该血管大概等分成三部分，由于颈内静脉壁薄弱，解剖过程中会暴露得很清楚。

　　【并发症】颈内静脉壁出现局限性小破损可用血管缝合线再行缝合，随后局部外敷浸泡过热水的纱布以便诱导缝合处加速凝血。颈内静脉完全离断通常发生于根治性颈淋巴结清扫术中，一般不会导致严重的功能性后果。当两侧的颈内静脉均被转移病灶侵犯时，双侧的颈内静脉可能都需要切除，此时不良后果的影响就有所上升。在这种情况下，双侧的颈部清扫手术需至少相隔 1 个月施行，以便有足够的时间建立充分的淋巴回流。

　　颈总动脉的解剖延伸至与锁骨的汇合处。其外壁比较厚实，不易撕裂，离椎前层面比较近，特别是颈椎的横突。发生出血时，可以通过压迫此处起到临时止血的目的。特别是，颈动脉非常接近第 6 颈椎横突，在触诊时尤其明显，它位于颈动脉和甲状腺下动脉交汇处上方两横指处。这个骨性突起被称为颈动脉结节，是结扎颈总动脉时的解剖标志。

　　【并发症】颈内动脉结扎术是一种特殊的临床操作，只有在发生不可挽救的自发或继发的血管壁破裂所致的灾难性大出血时才需要实施。颈总动脉及颈内动脉破裂通常发生于住院患者颈部根治性手术时，这些患者往往术前已经局部接受过全剂量放射治疗或颈部肿瘤已经侵犯血管壁，在这些情况下，可以在病变的上游和下游进行颈动脉轴的结扎。大多数情况下，被肿瘤或转移灶包裹的动脉，肿瘤并没有侵犯动脉壁，如果肿瘤已经侵犯血管壁，可临时夹闭受累血管的两端，预防性游离受累血管并予以切除，最后以人工血管或留取的大隐静脉做自体移植。这种外科手术，有潜在的脑缺血及导致功能障碍的风险，目前在肿瘤学上也无法取得令人满意的长期结果。

在无法得到对侧脑动脉充分代偿的情况下，一侧颈内动脉血流暂时或永久性中断，可致同侧脑缺血，也可能导致患者的意识障碍、对侧肢体偏瘫。此时可以采用动脉外膜下剥离肿瘤而分离血管。有时，结扎颈总动脉并不发生神经功能障碍可能是动脉硬化斑块或血栓、肿瘤使它早已丧失功能（图 7-14）。

在血管神经束中，颈内静脉居侧方走行，颈内动脉居中。迷走神经位于两个血管所形成二面角的后方。它可以很容易地从颈静脉孔后缘（它和舌咽神经、副神经一起从颈静脉孔出颅）处开始游离，直至胸廓入口处。

迷走神经是一种混合神经，包含运动神经纤维（支配腭帆的肌肉，咽的中、下缩肌，喉及食管颈段的肌肉）、副交感神经纤维（广泛的内脏支配神经：心脏、呼吸道、消化道、平滑肌和腺体分泌）和感觉神经纤维（外耳道、腭帆、咽、喉和气管的一般感觉，化学反应性反射弧）。迷走神经最重要的颈部分支是喉上神经，其从颈后部较高的位置分离出来，

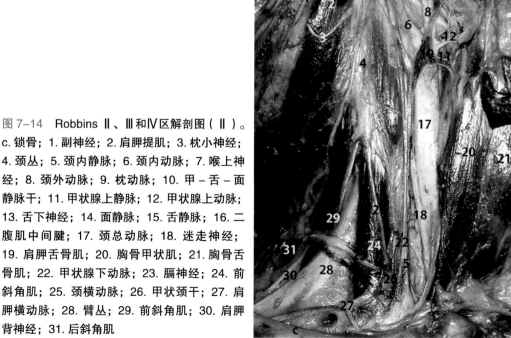

图 7-14　Robbins Ⅱ、Ⅲ和Ⅳ区解剖图（Ⅱ）。c.锁骨；1.副神经；2.肩胛提肌；3.枕小神经；4.颈丛；5.颈内静脉；6.颈内动脉；7.喉上神经；8.颈外动脉；9.枕动脉；10.甲-舌-面静脉干；11.甲状腺上静脉；12.甲状腺上动脉；13.舌下神经；14.面静脉；15.舌静脉；16.二腹肌中间腱；17.颈总动脉；18.迷走神经；19.肩胛舌骨肌；20.胸骨甲状肌；21.胸骨舌骨肌；22.甲状腺下动脉；23.膈神经；24.前斜角肌；25.颈横动脉；26.甲状颈干；27.肩胛横动脉；28.臂丛；29.前斜角肌；30.肩胛背神经；31.后斜角肌

沿咽部肌肉向后走行至颈动脉后方，再向喉部汇聚，形成喉上神经血管束。

分布至咽喉横纹肌的神经纤维很难被游离解剖，它们与舌咽神经的终末支一起支配吞咽动作，并接收咽喉部的感觉传入。

【并发症】由于双侧迷走神经存在数个吻合支，使其运动功能得以代偿，所以人们发现迷走神经切断后仍可以同常人一样生活，除出现明显的半喉麻痹、同侧悬雍垂软腭麻痹、同侧咽喉感觉迟钝外，不会出现迷走神经损伤的症状（图 7-15）。

九、锁骨下动脉区

继续向下解剖胸锁乳突肌区下游的部位，易于辨识的重要解剖结构如下所述。

在左侧侧颈区，胸导管位于由颈静脉与锁骨下静脉交汇形成的开放的夹角侧面。胸导管明显比右侧的淋巴管更粗大，因其收集整个膈下及膈上左半区域淋巴。胸导管在前行过程中包绕锁骨下静脉，朝背面反转180°后再汇入锁骨下静脉。

【并发症】淋巴漏最易出现在解剖学变异时（胸导管高位出口，常延伸至离锁骨 5cm 高的位置），或在Ⅳ区淋巴结转移癌外科手术中容易发生。

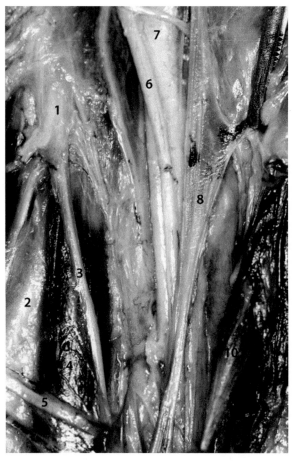

图 7-15　颈血管神经束解剖图。1. 颈丛；2. 臂丛；3. 膈神经；4. 前斜角肌；5. 颈横动脉；6. 迷走神经；7. 颈总动脉；8. 颈内静脉；9. 甲 - 舌 - 面静脉干；10. 肩胛舌骨肌上腹

　　一般情况下通过加压处理和重力引流处理可得到控制。在外科颈淋巴结清扫术中，如果局部引流每天超过 600ml，持续 1 周以上，则需再行外科修补术，以避免全身性并发症的发生，以及术区肉芽组织和瘢痕组织的形成。瘢痕化可对后期的再探查手术形成很大的阻碍。

　　因其同前斜角肌前缘关系密切，甲状颈干很容易在该处找到，其从锁骨下动脉发出，在此区域分出多个二级分支动脉，分别为：

　　1. 肩胛横动脉（transverse scapular artery）：在同臂丛交叉处向胸腔内走行。

　　2. 颈横动脉（transverse cervical artery）：从外侧横行越过膈神经、斜角肌及臂丛。

　　3. 颈升动脉（ascending cervical artery）。

　　4. 甲状腺下动脉（inferior thyroid artery）：一般呈弧形走行，从颈总动脉后方向内侧走行，向头侧走行达喉返神经区域。

　　通常，与图 7-16 中解剖标本中出现的一样，颈升动脉和甲状腺下动脉由同一支动脉干发出。

　　通常认为，在这个区域中锁骨下动脉向下发出的最大分支是胸廓内动脉（internal thoracic artery），亦称内乳动脉，其发出穿支动脉供给胸三角肌皮瓣区域。而胸部重要的肌皮瓣胸大肌皮瓣主要接收来源于腋动脉的一个分支——胸肩胛动脉的血供滋养。

　　在由胸锁乳突肌的锁骨头和胸骨头以及锁骨上缘为边界组成的三角形区域，即解剖学

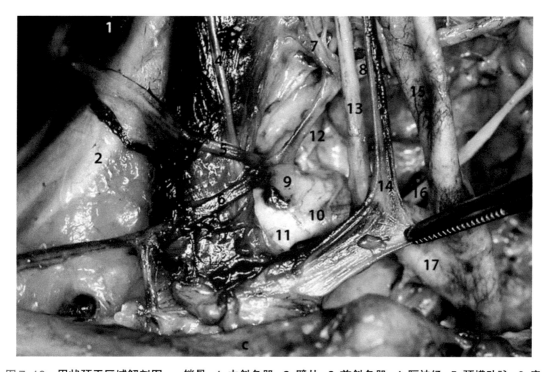

图 7-16　甲状颈干区域解剖图。c. 锁骨；1. 中斜角肌；2. 臂丛；3. 前斜角肌；4. 膈神经；5. 颈横动脉；6. 肩胛横动脉；7. 颈升动脉；8. 甲状腺下动脉；9. 甲状颈干；10. 锁骨下动脉；11. 胸廓内动脉；12. 椎动脉；13. 迷走神经；14. 颈内静脉；15. 颈总动脉；16. 喉返神经；17. 头臂干（无名动脉）

家常称的锁骨上小窝，该部位的颈总动脉与皮肤间仅有皮下组织、颈浅筋膜、颈中筋膜相隔。

在该区域解剖结束时，我们可以观察到双侧颈总动脉的发生部位和锁骨下动脉从头臂干的发出部位。我们还可以观察迷走神经的行程，从锁骨下动脉前方越过（右侧，左侧越过主动脉弓）。最后，我们查找喉下神经（又叫喉返神经）的起源，它们分别从锁骨下动脉或主动脉弓后方上行，向喉部走行（图7-17）。

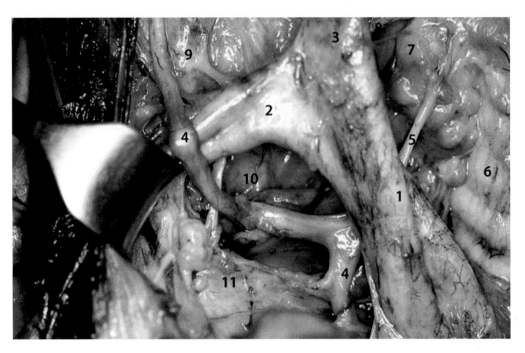

图7-17　迷走神经及喉返神经解剖图。1.头臂干（无名动脉）；2.锁骨下动脉；3.颈总动脉；4.迷走神经；5.喉返神经；6.气管；7.喉返神经区域；8.甲状腺下动脉；9.颈中神经节（颈部交感神经链）；10.星状神经节（交感神经链）；11.肺尖部

关键内容

沿颈动脉轴向颈动脉分叉以上部位进行解剖时，在外侧走行的是颈内动脉。必须同时考虑到动脉可能发生异常，如最常见的"扭曲"，尤其是在老年人。尽管少见，但如果在该处未能立即识别这种变异，手术时易出现危险。

必须先确认迷走神经没有被一并包括进去，而后才能对颈内静脉进行结扎。

胸锁乳突肌和斜方肌均有双重神经支配（颈丛 C_3、C_4 段及副神经）。这就解释了为什么在副神经切除后，没有出现双侧肩关节的功能障碍。

（李春丽　译）

参考文献

1.Robbins KT, Clayman G, Levine PA et al （2002） Neck dissection classification update: revision proposed by the American Head and Neck Society and the American Academy of Otolaryngology Head and Neck Surgery. Arch Otolaryngol Head Neck Surg 128:751–758

2.Crumley RL, Smith JD （1976） Postoperative chylous fistula prevention and management. Laryngoscope 86:804–813

第 8 章

颈前区（Robbins Ⅵ区：下部）

特别提示

  本章首先讨论甲状腺的外科解剖。操作要点是确认甲状腺，并以保护为目的探查喉返神经后切除甲状腺，绝不能毫无准备地突然发现这些神经。确保手术区域的正确准备和手术标志的准确辨认。

  随后检查颈段气管，介绍气管切开术的注意事项。这一区域的解剖将以探查颈根部的大血管和颈段食管结束。

一、解剖概要

  本章将解剖颈前区，相当于解剖学家所称的颈前舌骨下区。包括颌下区和颏下区的舌骨上区上一章已经讨论过。

  颈前区与 Robbins Ⅵ区几乎一致，上界是舌骨，下界是胸骨上切迹，两侧是胸锁乳突肌的前缘。Robbins 特别解释了浅层的界线，即胸骨舌骨肌的外缘，深处界线是颈总动脉。

  Robbins Ⅵ区也被称为颈部的中央区，在文献中，对其包含的淋巴结准确界定并不统一。Robbins 最初的界定包含气管前淋巴结、气管旁淋巴结（paratracheal lymph node，PTLN）、环状软骨前淋巴结（Delphian 淋巴结）和甲状腺周淋巴结，还包括喉返神经周围的淋巴结。在其他文献中，仅从解剖学空间上限定为气管旁淋巴结。具体如下：两侧边界是颈总动脉的内侧缘，内侧边界是气管，而颅侧（上端）边界则是环状软骨。最不明确的边界是尾侧（下端）的边界，即胸骨上切迹，但是气管淋巴结和上纵隔之间淋巴结并没有一个明确的解剖学标志可将二者分开。为了阐明颈部"中央区"淋巴结的命名和边界，一些权威学者认为，最好使用淋巴结所处的具体解剖位置来描述这些淋巴结，即喉前、气管前或气管旁淋巴结。笔者建议使用描述切除特定淋巴结的注释来记录解剖。最后，必须考虑 Robbins 最近的更新版本（2008），Robbins Ⅶ区指在胸骨上切迹（Ⅵ区和Ⅶ区之间的分界线）之下延伸到头臂干水平的气管旁淋巴结链。

出于教学的目的并为了更好地平衡主题，在我们的解剖中将中央区划分为一个较低的部分，与气管、食管和甲状腺相对应，另一个较高的部分与喉和下咽（图 8-1）相对应。

【重要的解剖结构及名词】中央区，气管前和气管旁淋巴结，甲状腺周淋巴结，气管旁淋巴结，Robbins Ⅶ区，舌骨下白线，颈前静脉，胸骨上间隙（Gruber 间隙），颈中筋膜，舌骨下肌，舌下神经袢，甲状腺，甲状腺上动脉，环甲动脉，锥状叶（Lalouctte 叶），甲状舌管，甲状腺心包膜（thyropericardial lamina），甲状腺最下动脉，喉返神经，甲状腺下动脉，环甲关节，甲状旁腺，Berry- Gruber 韧带、锁骨下动脉、迷走神经、椎动脉、头臂干，气管切开术，Bjork 瓣，颈段食管，气管，气管膜，气管肌肉。

【解剖标志】Lorè 三角（Lorè triangle），食管入口（Killian 口），颈动脉结节。

二、筋膜层和舌骨下肌群

首先确认该区域的主要解剖标志，即舌骨体和舌骨大角、喉结、环状软骨环和环甲间隙以及颈静脉切迹（图 8-2）。

由外向内开始解剖，上提舌骨下肌平面的浅层和中层筋膜（图 8-3）。

下文是浅筋膜平面的一些重要解剖要点。

1. 颈阔肌的内缘斜向外下方走行，因此在该区的中下部分不存在颈阔肌。

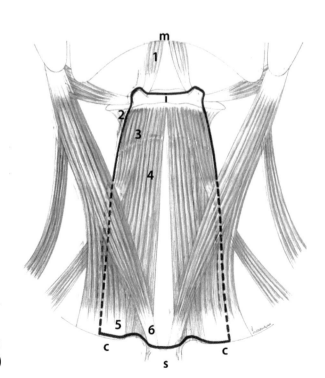

图 8-1　颈前区边界示意图。m. 下颌骨；i. 舌骨；c. 锁骨；s. 胸骨；1. 二腹肌前腹；2. 甲状舌骨肌；3. 肩胛舌骨肌；4. 胸骨舌骨肌；5. 胸锁乳突肌（锁骨头）；6. 胸锁乳突肌（胸骨头）

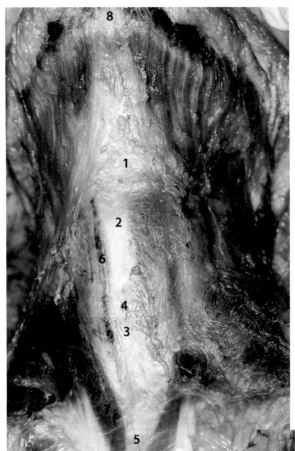

图8-2 前区颈定位解剖图。1.舌骨体；2.喉结；3.环状软骨环；4.环甲间隙；5.颈静脉切迹；6.颈前静脉；7.胸锁乳突肌（胸骨头）；8.颏隆凸

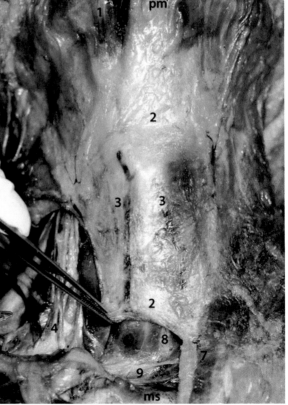

图8-3 颈前区浅筋膜层解剖图。pm.颏隆凸；ms.胸骨柄；1.颈阔肌；2.颈浅筋膜；3.颈前静脉；4.颈内静脉；5.胸骨甲状肌；6.胸骨舌骨肌；7.胸锁乳突肌（胸骨头）；8.舌骨下白线；9.胸骨上间隙（Gruber间隙）

2. 浅层和中层颈筋膜在中线融合为单层的腱膜，中缝从舌骨到胸骨，被称为舌骨下白线。

3. 除了颈前静脉，其他表层血管均可以忽略。颈前静脉沿旁正中线垂直走行，距胸骨约 2cm 处向侧方弯曲向深面走行，从胸锁乳突肌胸骨头肌腱深面进入头臂静脉。

4. 在胸骨上方数厘米处颈筋膜分为两层，一层向前，另一层向后，分别附着于胸骨柄的前、后缘，它们围成了胸骨上间隙，内有淋巴结、脂肪组织，且有颈前静脉穿过。

切除筋膜并向上延伸至舌骨，暴露肩胛舌骨肌、胸骨舌骨肌和甲状舌骨肌的肌层（图 8-4）。

可见颈筋膜中层向两侧延伸至肩胛舌骨肌外缘，胸骨甲状肌向两侧覆盖胸骨舌骨肌。

在胸锁关节平面切断舌骨下肌，并沿甲状腺、环状软骨和甲状软骨表面向上翻起，并向头侧牵拉。将胸骨舌骨肌分起到舌骨，将胸骨甲状肌分起达甲状软骨板的斜线。除了甲状舌骨肌由舌下神经分支直接支配外，支配这些肌肉的神经均起源于舌下神经袢。此操作完成后甲状腺即可良好显露（图 8-5）。

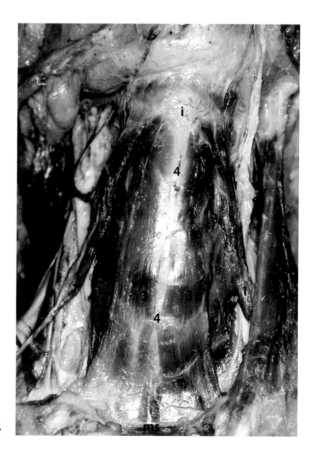

图 8-4　颈前舌骨下肌平面解剖图。i. 舌骨；ms. 胸骨柄；1. 肩胛舌骨肌；2. 胸骨甲状肌；3. 胸骨舌骨肌；4. 舌骨下白线；5. 胸锁乳突肌

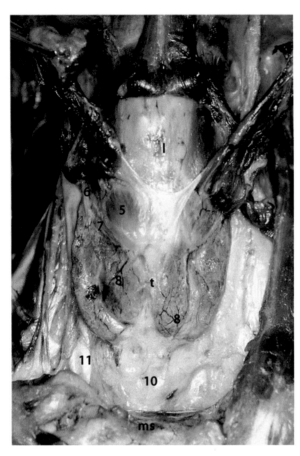

图 8-5　甲状腺解剖图（Ⅰ）。l. 喉；t. 甲状腺；ms. 胸骨柄；1. 胸骨舌骨肌；2. 甲状舌骨肌；3. 胸骨甲状肌；4. 肩胛舌骨肌；5. 环甲肌；6. 甲状腺上动脉；7. 甲状腺上动脉内侧支；8. 甲状腺被膜血管；9. 左侧胸锁乳突肌；10. 气管前区；11. 颈总动脉

三、甲状腺

下一步是检查和解剖甲状腺及甲状旁腺。

甲状腺是位于颈部的一个内分泌腺体，前面观为 H 形，横截面呈马蹄形，凹陷处覆盖颈段气管，两侧覆盖喉和食管。甲状腺外有薄层纤维性的甲状腺假被膜，侧方延伸成蒂附着于颈部血管神经束。甲状腺假被膜是血管鞘的一部分并独立于颈筋膜外层和中层，甲状腺假被膜的深面是甲状腺真被膜，甲状腺真被膜是腺体实质的一部分且包被腺体的表层血管（图 8-6）。

临床实践中，辨别和结扎甲状腺上血管蒂后分离腺体。甲状腺上动脉（和静脉）是颈外动脉的分支，最初平行于舌骨大角走行，然后下降到同侧的甲状腺。向上发出喉上动脉后向下走行并分为三个分支：内侧支，最大且沿着甲状腺上缘走行；后支；外侧支，环甲动脉从此处出现，贯穿同名的环甲膜（图 8-7）。

【并发症】在甲状腺手术中甲状腺上极必须从喉上动脉下方结扎，最重要的是结扎时不应损伤喉上神经的外支。上极结扎后应当避免继续向下直接自喉体上分离甲状腺，因为很快将到达由此处入喉的喉返神经，此时容易损伤该神经。

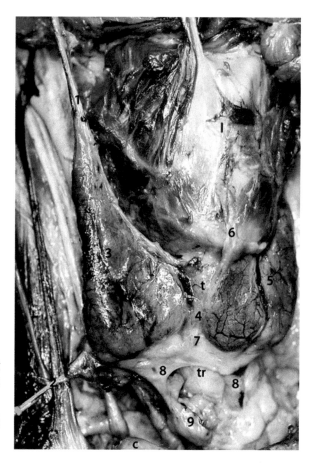

图 8-6　甲状腺解剖图（Ⅱ）。l. 喉；t. 甲状腺；tr. 气管；c. 锁骨；1. 甲状腺上动脉；2. 甲状腺下动脉；3. 甲状腺右叶；4. 甲状腺峡部；5. 甲状腺左叶；6. 甲状腺锥状叶；7. 甲状腺最下动脉；8. 甲状腺下动脉；9. 气管旁淋巴结

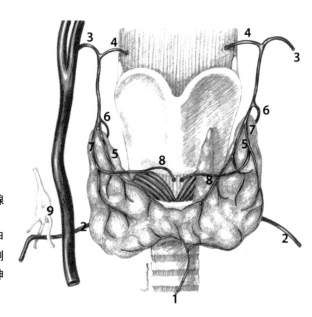

图 8-7　甲状腺的供给动脉示意图。1. 甲状腺最下动脉；2. 甲状腺下动脉；3. 甲状腺上动脉；4. 喉上动脉；5. 甲状腺上动脉（内侧支）；6. 甲状腺上动脉（后支）；7. 甲状腺上动脉（外侧支）；8. 环甲动脉；9. 颈中神经节（颈交感神经链）

在甲状腺峡附近辨认甲状腺锥状叶。它是甲状腺实质向上的延伸。有以下特点：鞍状附着于喉的甲状软骨，常位于左侧旁正中线的位置；出现率为 3/4；就像一条纤维索向上延伸，达舌骨体后面，向上到舌盲孔（foramen cecum）。锥状叶也是胚胎期甲状舌管的残迹，提示甲状腺从位于舌根部的胚胎原基处下降（图 8-8）。

【注意】颈部的囊肿和中线瘘管沿着甲状舌管的径路发生，与"异常"的甲状腺或副甲状腺相似。为了避免复发，切除它们时不仅需要完整切除这些结构，还要切除和甲状舌管关系密切的舌骨正中部分。

下一步是寻找喉返神经，先游离气管前表面。将甲状腺／颈部气管复合体尽量向头端牵拉，以便广泛暴露气管（图 8-9）。

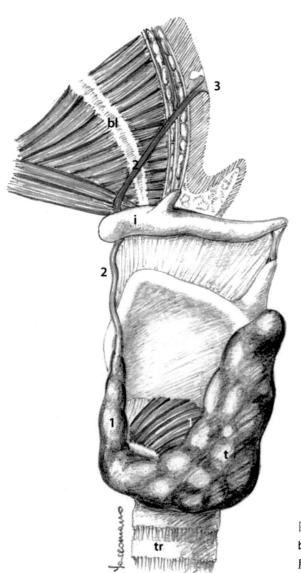

图 8-8　甲状舌管和甲状腺锥状叶示意图。bl. 舌底；i. 舌骨；t. 甲状腺；tr. 气管；1. 甲状腺锥状叶；2. 甲状舌管；3. 舌盲孔

　　甲状腺下气管前间隙被甲状腺心包膜占据，离断该结构后才能暴露气管前壁区域。在气管前的浅面离断这些组织，即避免向侧面深入，因为向侧面深入可能伤及喉返神经（图8-10）。

　　颈筋膜中层向上附着于舌骨，外侧是肩胛舌骨肌。下方依附于胸腔上方的骨性结构（胸骨、锁骨和肋骨上部）周围。该筋膜继续向下，与中纵隔的心包膜、大血管外膜增厚融合。该筋膜的内侧部分为甲状腺心包膜，包绕以下结构：①甲状腺下静脉丛；②甲状腺最下动脉，该动脉直接从头臂干或主动脉弓发出，其出现率和直径大小变异较大；③气管前淋巴结。从头侧向足侧显露气管时，气管距离皮肤越来越远。

　　【并发症】完全熟悉这一解剖部位对于完成甲状腺下方气管切开术来说至关重要。在某些情况下，甲状腺下神经可能相当粗大，而且数量众多。甲状腺下静脉的意外离断且不能找到下方断端时，甲状腺下静脉断端自发地回缩到纵隔脂肪组织内并持续出血，可能产生严重的后果。

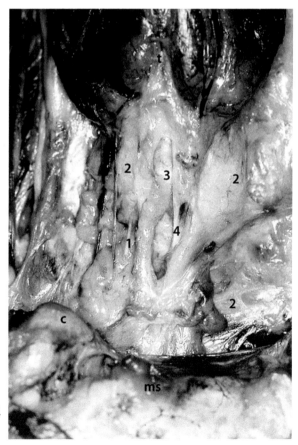

图 8-9　气管前区解剖图。t. 甲状腺；c. 锁骨；ms. 胸骨柄；1. 甲状腺下静脉；2. 甲状腺心包膜；3. 气管；4. 甲状腺最下动脉

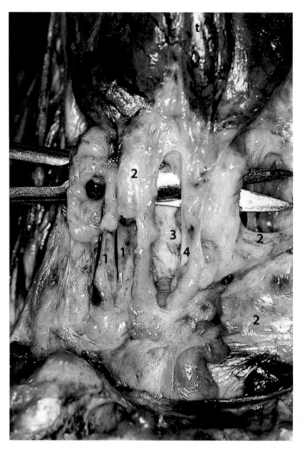

图 8-10 甲状腺心包膜解剖图。t. 甲状腺；ms.胸骨柄；1.甲状腺下静脉；2.甲状腺心包膜；3.气管；4.甲状腺最下动脉

四、喉返神经区域

接下来可以把注意力转移到喉返神经。喉下神经或喉返神经起源于迷走神经的第一支胸廓内神经。右侧喉返神经比左侧发出位置更靠近头端，并由前向后由下向上绕过右锁骨下动脉向上。左侧走行相似，但绕过的是主动脉弓。喉返神经沿气管食管沟上行，由于食管比气管向左侧突出，因而左、右喉返神经的走行有轻微的不对称。喉返神经在此发出大量的分支（心脏神经丛的中间心脏分支、咽丛的咽支，以及气管支、食管支）在环甲关节后方进入喉部。喉返神经是混合神经：支配除了环甲肌外所有的喉内肌，环甲肌由喉上神经支配；感觉神经纤维支配着声带下方、声门下区和上位气管环的黏膜（图 8-11）。

【并发症】甲状腺和气管手术有损伤喉返神经的风险。这种损伤通常表现为声带在旁正中位或中位时发生位置模糊。如果损伤不是双侧的（在双侧损伤情况下，通常需要行气管切开术，然后进行后续的手术使声门扩大），主要症状表现为由于声门的不完全关闭造成的发声困难。不完全损伤时，如神经过度拉伸时，声带麻痹有可能自愈。

如果麻痹持续存在，发声功能可以通过健侧声带的自发代偿来改善，健侧声带在发音过程中有可能越过中线。

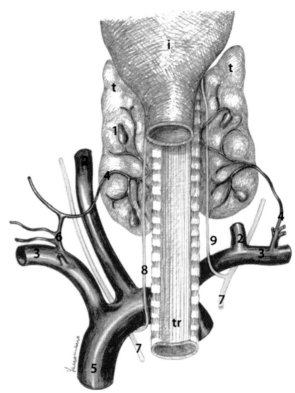

图 8-11　喉返神经示意图。i. 喉咽；t. 甲状腺；tr. 气管；1. 甲状旁腺；2. 颈总动脉；3. 锁骨下动脉；4. 甲状腺下动脉；5. 主动脉弓；6. 甲状颈干；7. 迷走神经；8. 左侧喉返神经；9. 右侧喉返神经

代偿机制通常在数月内发生，言语康复训练可以促进代偿。

然后开始寻找甲状腺下动脉。它起源于甲状颈干，在颈总动脉后方通过，进入喉返区域。对外科医生来说，它与喉返神经的关系十分密切，在甲状腺切除术时，结扎甲状腺下极时要小心不要损伤喉返神经。不幸的是，这两种结构之间的关系存在变异：穿过神经时，动脉通常有分支，喉返神经可能在其分支间走行。右侧喉返神经常走行于动脉前，而左侧喉返神经常走行于动脉后。在常规手术实践中，甲状腺下动脉的结扎应该在确认和分离同侧喉返神经后再进行。

【并发症】在活体时，必须特别注意甲状腺下动脉。甲状腺下动脉血管管径较粗，如果它的结扎线松开，寻找断端时可能会出现相当大的困难，并发生大出血。甲状腺下动脉通过颈总动脉后方进入手术区域，记住这一点很有用，有助于避免外科手术中出现严重的问题。

练习 7：请练习绘制喉返神经的解剖图（图 8-12）。

对喉返神经的分离是此次解剖练习的重点。要想成功，必须准确地准备操作区域。

首先，必须向内侧牵引甲状腺并识别喉返神经，由上向下识别下咽部和颈段食管。向外侧寻找颈总动脉，通过触诊还可以识别出椎前平面。随后寻找气管（内侧）、颈总动脉（外侧）、甲状腺下动脉（上方）围成的 Lorè 三角。喉返神经和甲状腺下动脉可在此处被发现，两者包被在纤维脂肪结缔组织中，以直角相交。为了寻找喉返神经，在食管和气管之间的

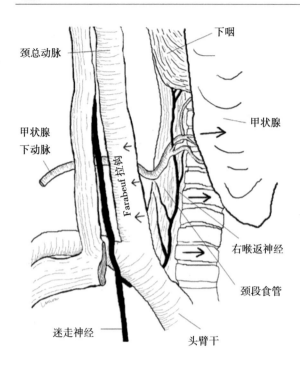

图 8-12　练习 7 要求绘制的喉返神经解剖图

二面夹角内用剪刀分离脂肪组织，一旦找到喉返神经，须将其分离至环甲肌后的神经入喉处。在这个区域，也可发现一些喉返神经淋巴结链，负责甲状腺、舌下神经区和颈段气管的淋巴引流。最后，试着辨认甲状旁腺。

【并发症】如果难以辨认喉返神经，必须考虑"非返"喉返神经的可能性（发生率0.5%～1%）。这意味着，由于右锁骨下动脉的先天性异常，右侧喉返神经可能直接从迷走神经起始，紧靠甲状腺。

在喉返神经和甲状腺下动脉交叉处，可发现甲状旁腺，甲状旁腺一般有 4 个。下旁腺通常更大，大小和柠檬籽相近，呈棕色（图 8-13）。

【并发症】正常情况下，切除甲状腺必须保留正常的神经和甲状旁腺，甲状旁腺通过甲状旁激素调控钙和磷的代谢。切除甲状旁腺导致手足抽搐，替代疗法必须同时补充钙和维生素 D。目前证实，甲状旁腺数量减少一半，尚不会引起低钙血症。正确的做法是辨认甲状旁腺，并将其与血管蒂一起保留。如果不小心切除了甲状旁腺，可用手术刀将其切成小块之后重新埋入胸锁乳突肌中。

至此已切除了完全游离的甲状腺，在切除横向的 Berry-Gruber 韧带之后，该韧带在甲状腺被膜和环状软骨的软骨膜之间延续，从而形成甲状腺的蒂和残留根部之间的延伸。我们沿着喉返神经进行检查，在环甲肌后方可找到其入喉处（图 8-14）。

甲状腺的解剖总结：对于甲状腺的良性病变，甲状腺切除术的方法有两种，两者的不同之处在于是否事先辨认喉返神经。最近的病例记录表明，在提前寻找、确认和保留喉返神经的情况下发生喉返神经麻痹的比例要低得多。

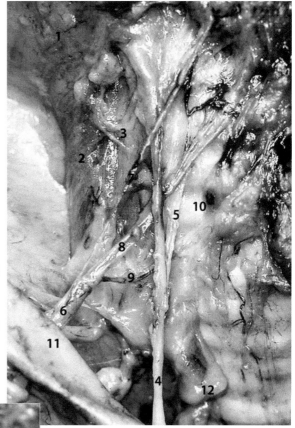

图 8-13 喉返神经区域解剖图。1.下咽部；2.颈段食管；3.喉返神经（食管支）；4.喉返神经；5.喉返神经（气管支）；6.甲状腺下动脉；7.甲状腺下动脉（上支）；8.甲状腺下动脉（下支）；9.甲状腺下动脉（气管支）；10.气管；11.颈总动脉；12.喉返神经淋巴结

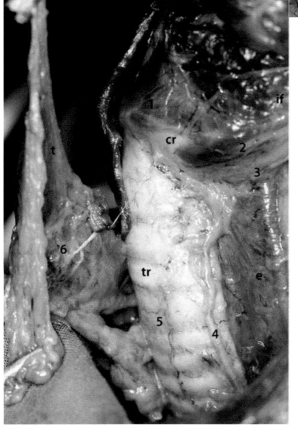

图 8-14 气管食管沟解剖图。if.下咽；cr.环状软骨；tr.气管；e.食管；t.甲状腺；1.环甲肌；2.环咽肌；3.食管入口；4.喉返神经；5.气管血管弓；6.甲状腺

五、颈根部

颈根部主要动脉的解剖从下部开始，暴露时尤其应注意与胸腔上端入口相关的颈总动脉。沿颈总动脉向下追踪，右侧可到达并分离锁骨下动脉。首先要控制的是迷走神经的行程，在胸锁乳突肌区域的解剖中我们已经观察到了迷走神经，迷走神经在锁骨下动脉前方通过，在靠近下缘处发出喉返神经，之前已经分离了喉返神经。锁骨下动脉的动脉分支，特别是甲状颈干，在前斜角肌的内侧发出。颈横动脉、肩胛横动脉、颈升动脉和甲状腺下动脉都起源于锁骨下动脉，后两者通常发自甲状颈干（图8-15）。

向内上走行的椎动脉（将在椎前区重新出现）的发出部位，大致与锁骨下动脉发出部位的高度一致，并位于锁骨下动脉的后上方。椎动脉发出后，与向下延伸并从前方越过锁骨下动脉的椎静脉伴行。

胸廓内动脉起源于锁骨下缘。锁骨下动脉进入前斜角肌后方，向下到臂丛，跨越第1肋。外侧部分已在锁骨上区的解剖中检查过。

锁骨下动脉和右颈总动脉起源于头臂干或称无名动脉；在左侧，锁骨下动脉和颈总动脉发自主动脉弓。气管旁的脂肪和筋膜结缔组织包绕大血管，与纵隔组织（上纵隔）相连，其内有丰富的淋巴结，一些炭沉着病患者有着丰富的气管旁淋巴结，并与上方的喉返淋巴结链相延续（图8-16）。

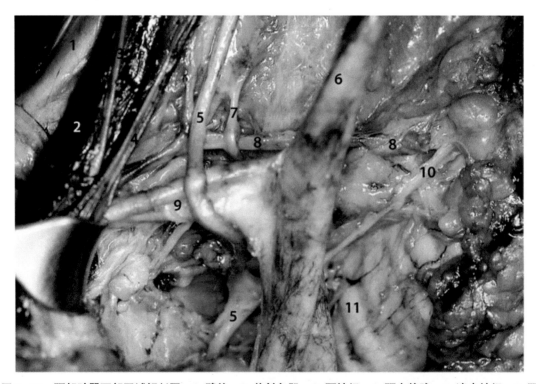

图8-15　颈部脏器下部区域解剖图。1.臂丛；2.前斜角肌；3.膈神经；4.颈内静脉；5.迷走神经；6.颈总动脉；7.颈交感链；8.甲状腺下动脉；9.锁骨下动脉；10.喉返神经；11.气管

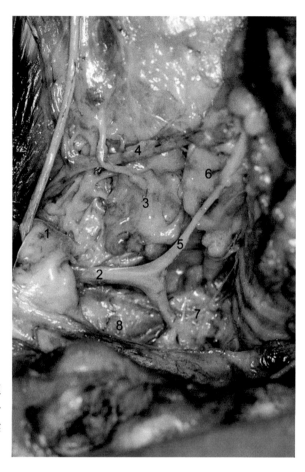

图 8–16 喉返神经区域及上纵隔解剖图。1. 锁骨下动脉；2. 迷走神经；3. 颈下神经节和第一胸神经节（星状神经节）；4. 甲状腺下动脉；5. 喉返神经；6. 喉返间隙；7. 上纵隔；8. 肺尖

六、气管切开术

隐藏在胸骨柄下方的头臂干短而宽，可能是低位气管切开时发生危险的主要原因（图 8–17）。

【并发症】气管切开术，作为喉和咽部肿瘤手术的初始操作，最好在甲状腺峡部以下进行。由于气管距皮肤更深，使得这种方式更具有挑战性，但也有下述两个优点：①它使外科医生能够在距肿瘤一段距离处进行手术，并且可减少气管造口周围肿瘤复发的概率；②外科医生在气管切开时应注意对声门下圆锥保持一定距离，后者通常是发生继发性瘢痕性狭窄的部位。这也适用于喉的功能性手术或临时的气管造口术，这些手术通常在第 3/ 第 4 气管环上进行。

此外，低位气管切开时气管套管将接近头臂干，并使患者罹受血管破裂的风险，常由于气管套管压迫、摩擦血管引起。如果出血严重且未能给予有效的紧急压迫堵塞，这一情况必然导致致命的后果。因此，采用一种从上翻向下方、蒂在下部的气管瓣（Bjork 瓣）可以保护上纵隔，能降低气管切开相关的风险（图 8–18）。

【注意】在保留喉功能的手术中，这种气管切开术的缺点是日后痊愈时需要在局部麻

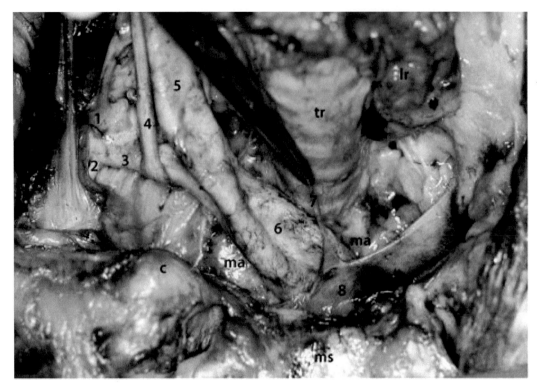

图 8-17　头臂干（无名动脉）解剖图。tr. 气管；lr. 喉返神经淋巴结；c. 锁骨；ms. 胸骨柄；ma. 上纵隔；1. 甲状颈干；2. 胸廓内动脉；3. 锁骨下动脉；4. 迷走神经；5. 颈总动脉；6. 头臂干；7. 颈前静脉；8. 头臂静脉

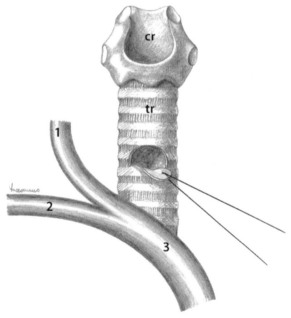

图 8-18　气管切开术模式图。cr. 环状软骨；tr. 气管；1. 颈总动脉；2. 锁骨下动脉；3. 头臂干

醉下做一个小手术来关闭气管造瘘口。但优点是便于护理人员术后更换气管套管。因为手术时将气管瓣缝合到了皮肤上，提供了一个很通顺的"滑道"，通过它可以轻松进入气管腔，而且几乎不存在误入纵隔的风险。

目前气管切开术的手术特点如下所述。

1. 气管造瘘较气管切开更安全，即气管总是缝到皮肤上（为了换管的安全性，患者即便在家也很容易处理气管造瘘口）。

2. 气管造瘘口越来越小，关闭更早。

3. 除非特殊情况，一般应避免使用带气囊或有孔的气管插管。

在颈根部大动脉的前方有大静脉。此时，以颈内静脉为参考标志，降段朝向锁骨下静脉，内侧段朝向双侧头臂静脉。

当完成此步解剖时，气管轮廓已显露出来并暴露出了颈中部脏器两侧的椎前平面（图8-19）。

七、食管

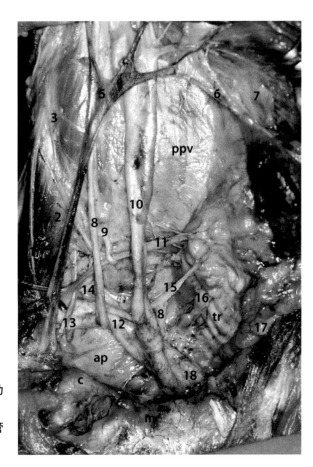

图 8-19　椎前段颈部脏器周围区域解剖图。ppv. 椎前平面；t. 甲状腺；tr. 气管；ap. 肺尖；c. 锁骨；m. 胸骨柄；1. 膈神经；2. 前斜角肌；3. 颈丛分支；4. 颈内静脉；5. 甲-舌-面静脉干；6. 甲状腺上动脉；7. 下咽侧壁；8. 迷走神经；9. 颈交感链；10. 颈总动脉；11. 甲状腺下动脉；12. 锁骨下动脉；13. 椎静脉；14. 椎动脉；15. 喉返神经；16. 喉返神经淋巴结；17. 气管前淋巴结；18. 头臂干

　　切除甲状腺后，可以完整显露颈段食管。颈段食管比气管偏左，其上端可以在环状软骨附近明确辨认，食管在此处直径缩小（比跨主动脉弓和穿膈肌时缩窄更明显），称为食管入口（图8-20）。

　　【注意】由于咽下缩肌具有环咽肌纤维，因而食管入口具有括约肌的功能，这些肌纤维可以参与新声门的重建，全喉切除术后可通过新声门进行食管发音，在此处声门上方重建全喉切除术后瘘管发音。如果食管过度狭窄，也可以在此行选择性肌切开术。

　　从椎前平面和气管间分离食管，值得注意的是，气管环在接触食管的部分是中断的。气管后壁（膜部）缺乏软骨：代之以光滑的肌纤维（气管肌肉），该肌收缩时可以使气管环末端相互靠近，从而在呼吸时减小气管的横径。笔者认为，第6颈椎代表喉咽和食管的交界处，也代表是喉和气管的交界处，并间接地代表Robbins Ⅲ区和Ⅳ区的分界处。第6颈椎的横突也被称为颈动脉结节。

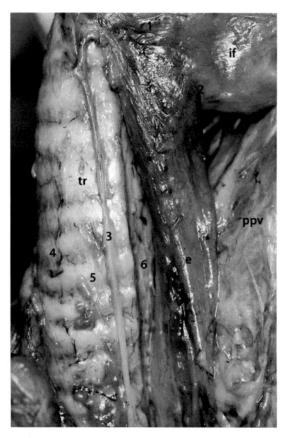

图8-20　颈段气管和食管解剖图。if.下咽；tr.气管；e.食管；ppv.椎前平面；1.环咽肌；2.食管入口；3.喉返神经；4.气管血管弓；5.气管环；6.气管膜部

关键内容

　　舌骨下白线是一个重要的解剖标志：①甲状腺手术中，在白线处仅分离舌骨下肌群即可暴露甲状腺，而无须切断这些肌肉；②在"气管切开的菱形区域"，白线处仅有皮肤和筋膜两层覆盖在喉－气管上，当外科医师试图切开气管时，通过这两个平面即可完成。

　　气管切开术可采用皮肤纵向或横向切口，但为了美观一般采用横切口。纵向切开易产生舌骨下白线的瘢痕粘连，在吞咽时可以清楚地看到在皮肤和肌肉层之间形成不美观的粘连。

　　气管的血供是分段的，其中重要的血供是甲状腺下动脉的分支：行暂时性气管造口术时，严格限制气管环的切开范围可以避免气管造瘘口周围缺血引起软骨坏死，尤其是对接受过放射治疗的患者而言。

　　喉返神经区域的解剖十分重要。喉肿瘤的声门下扩散常被忽视，这解释了为什么会出现全喉切除术后气管造瘘口周围肿瘤复发。此外，不能忘记复发区域与上纵隔是延续的：因此声门下肿瘤是术后放疗的指征。

（齐　悦　译）

参考文献

1.Robbins KT, Clayman G, Levine PA et al （2002）Neck dissection classification update: revision proposed by the American Head and Neck Society and the American Academy of Otolaryngology– Head and Neck Surgery. Arch Otolaryngol Head Neck Surg 128（7）:751‒758

2.de Bree R, Leemans CR, Silver CE et al （2011）Paratracheal lymph node dissection in cancer of the larynx, hypopharynx, and cervical esophagus: the need for guidelines. Head Neck 33（6）:912‒916

3.Medina JE, Ferlito A, Robbins KT et al （2011）Central compartment dissection in laryngeal cancer. Head Neck 33（5）:746‒752

4.Testut L, Jacob O （1977）Trattato di Anatomia Topografica, 2nd Italian edn. UTET, Turin

5.Blondeau P, Neouze GL, Rene L （1977）The inferior non–recurrent laryngeal nerve; hazards of thyroid surgery （7 cases）. Ann Chir 31（11）:917‒923, French

第 9 章

前区（Robbins Ⅵ区：上部）

特别提示

　　本章主要探讨喉及下咽。近年来，所有的外科领域越来越倾向于对恶性肿瘤采取保守治疗，喉癌的外科治疗也不例外。这归功于内镜激光手术及环状软骨上喉切除功能重建术的发展。对喉部由浅及深（表面的血管、神经及深部的间隙）的解剖认知和对肿瘤扩散途径的把握是外科治疗中权衡能否进行保守治疗的基础，前提是不能降低生存率。

一、解剖概要

　　该解剖区域与 Robbins 分区中的Ⅵ区相对应。上界为舌骨，舌骨由舌骨体、舌骨大角和舌骨小角构成，可通过触诊来区分。舌骨小角与茎突舌骨肌的附着点接近（图 9-1）。

　　【重要的解剖结构及名词】舌骨，喉，方形膜，弹性圆锥，Galen 袢，喉上神经，环甲间隙，环甲动脉，会厌前间隙，咽下缩肌，环咽肌，环咽肌下三角（Laimer 三角），咽食管憩室（Zenker 憩室），梨状窝，环后区，舌人字缝，会厌谷，喉室腔，后联合，声门旁间隙，甲状会厌韧带，杓会厌襞，杓状软骨声带突，任克间隙，前联合。

　　【解剖标志】颏隆凸，颈动脉结节，舌骨大角，舌盲孔，三皱襞区，喉结。

二、舌骨区域

　　下颌下三角，亦称二腹肌间隙，对应于 Robbins 分区的ⅠA区，舌骨上白线起自颏隆凸止于舌骨，是由双侧的下颌舌骨肌在中线融合形成的（图 9-2）。

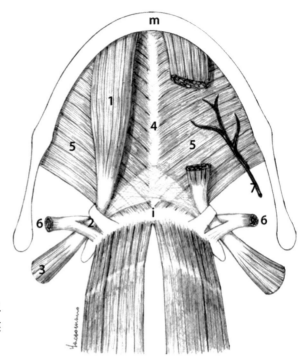

图 9-1　舌骨与二腹肌间隙示意图。m. 下颌骨；i. 舌骨；1. 二腹肌前腹；2. 二腹肌中间腱；3. 二腹肌后腹；4. 舌骨上白线；5. 下颌舌骨肌；6. 茎突舌骨肌；7. 颏下动脉

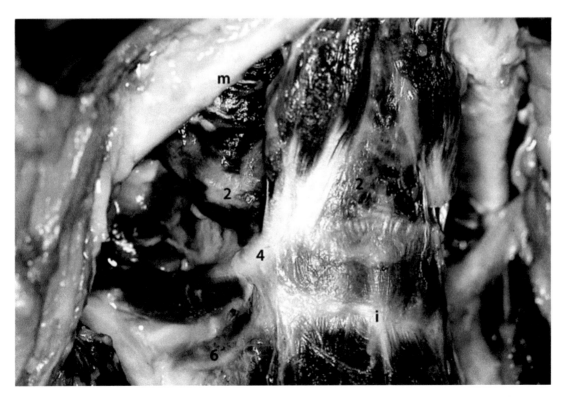

图 9-2　舌骨区域解剖图（Ⅰ）。m. 下颌骨；i. 舌骨；1. 舌骨肌；2. 下颌舌骨肌；3. 二腹肌前腹；4. 二腹肌中间腱；5. 二腹肌后腹；6. 舌骨大角；7. 甲状舌骨肌；8. 肩胛舌骨肌；9. 胸骨舌骨肌；10. 舌骨下白线

　　舌骨是人体中唯一一块不与其他骨骼相连的骨，然而，在大多数脊椎动物（包括人类），通过茎突舌骨韧带的骨化作用也可将其与其他骨骼相连接。舌骨对喉的支撑起关键作用，尤其在吞咽活动时需要由上至下有足够的空间距离（至少 2～3cm）（图 9-3）。

　　从下端切断胸骨舌骨肌及胸骨甲状肌并去除，于甲状舌骨肌在甲状软骨板的附着处离断甲状舌骨肌并切除舌骨，暴露甲状舌骨膜（图 9-4）。

　　完全暴露喉以后，在其后方，从椎前平面游离出下咽（图 9-5）。

三、喉

　　喉位于下咽前方，气管上方，舌及舌骨的下方，由以下结构组成：

　　1. 喉软骨支架　共 9 块，3 块不成对的，6 块成对的，2 块有关节面的（环甲软骨及环杓软骨）。

　　2. 两个弹性膜　包括方形膜及弹性圆锥。前者从会厌外侧缘延伸至相应的杓状软骨前外侧面，支撑杓会厌襞。后者从声带缘延伸至环状软骨，其游离缘增厚形成声韧带。

　　3. 三个纤维弹性膜　舌会厌膜（hyoepiglottic membrane），甲状舌骨膜，环甲膜。

　　4. 用于移动喉内可动结构的肌群　使声带内收的肌肉包括喉内肌（支配杓状软骨、前庭襞、声带）、杓横肌、杓斜肌、环杓侧肌，环杓后肌则使声门开放，环甲肌及甲杓肌使声带紧张（图 9-6）。

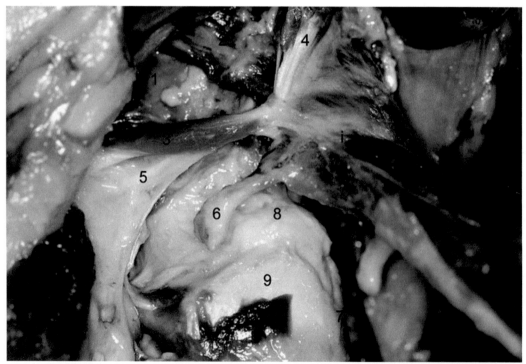

图 9-3　舌骨区域解剖图（Ⅱ）。i. 舌骨；1. 舌骨肌；2. 下颌舌骨肌；3. 二腹肌后腹；4. 二腹肌前腹；5. 舌下神经；6. 舌骨大角；7. 喉结；8. 会厌前间隙；9. 甲状软骨板；10. 甲状舌骨肌附着点；11. 胸骨舌骨肌

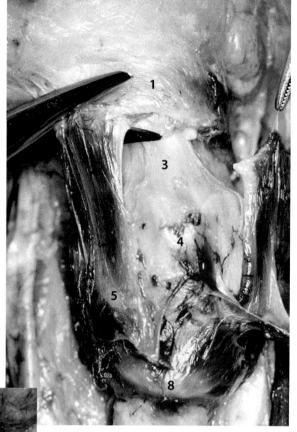

图 9-4　喉及舌骨下肌群解剖图。1. 舌骨体；2. 甲状舌骨肌；3. 甲状舌骨膜；4. 喉结；5. 甲状舌骨肌附着点；6. 胸骨甲状肌（断面）；7. 环甲肌；8. 环状软骨

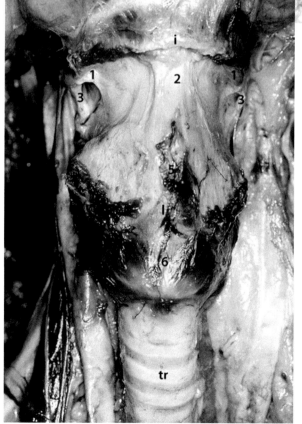

图 9-5　喉解剖图（前面观）。i. 舌骨；l. 喉；tr. 气管；1. 舌骨大角；2. 甲状舌骨膜；3. 甲状舌骨韧带；4. 甲状舌骨肌附着点；5. 喉结；6. 环甲膜；7. 环甲肌

5.喉的血液供应主要来自甲状腺动脉的分支（喉上动脉及环甲动脉），另甲状腺下动脉的喉下动脉分支提供小部分血供。

6.喉返神经支配除环甲肌以外的所有喉内肌，环甲肌由喉上神经外支支配，声门上黏膜的感觉由喉上神经支配，声带下份和声门下的感觉由喉返神经支配（图9-7）。

至此，已将喉及下咽"轮廓化"，但尚未进入喉腔。喉的下界为环状软骨上缘，平对第6颈椎，第6颈椎的横突较长，称为颈动脉结节（颈部体表标志之一），在此层面，下咽终止，颈段食管开始出现（图9-8）。

此处，应开始识别喉返神经入喉处，其一般位于甲状软骨下角下方。

【注意】在环状软骨上喉部分切除术中，常需要切断甲状软骨下角，至少要保留杓状软骨侧的甲状软骨下角。这样，切断处的尾端应该远离喉返神经入喉处，降低损伤喉返神经的风险，喉返神经损伤可导致残存的杓状软骨固定。

在喉部，喉返神经分为两支，后支支配环杓后肌（声带唯一的外展肌），前支及其分支支配其他喉内肌。

喉返神经的感觉支与喉上神经的分支共同构成了Galen祥；喉返神经的感觉支接收声门下黏膜的感觉并传递给喉外的喉返神经主干（图9-9）。

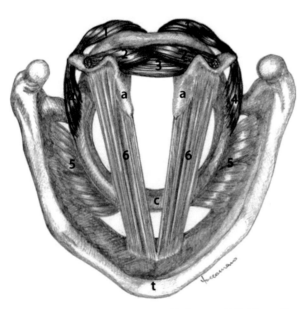

图9-6　喉内肌示意图。c.环状软骨；t.甲状软骨；a.杓状软骨；1.环杓后肌；2.杓斜肌；3.杓横肌；4.环杓侧肌；5.环甲肌；6.甲杓肌

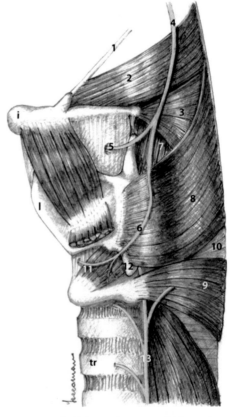

图9-7　喉神经示意图。i.舌骨；l.喉；tr.气管；1.茎突舌骨韧带；2.咽中缩肌（上部）；3.咽中缩肌（下部）；4.喉上神经；5.喉上神经内支；6.喉上神经外支；7.腭咽肌；8.咽下缩肌；9.环咽肌；10.环咽肌下三角；11.环甲肌；12.甲状软骨下角；13.喉返神经

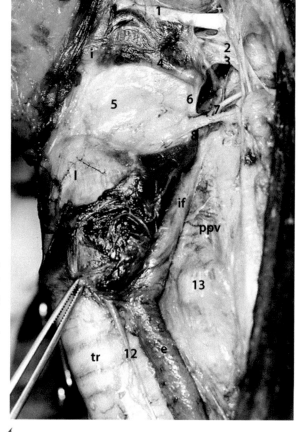

图 9-8　喉解剖图（侧面观）。i. 舌骨；l. 喉；
if. 下咽；tr. 气管；e. 食管；ppv. 椎前平面；1. 二
腹肌中间腱；2. 舌下神经；3. 舌动脉；4. 舌骨
大角；5. 甲状舌骨膜；6. 甲状舌骨韧带；7. 喉
上神经血管束；8. 甲状软骨上角；9. 咽下缩肌；
10. 环甲肌；11. 环咽肌；12. 喉返神经；13. 第
6 颈椎

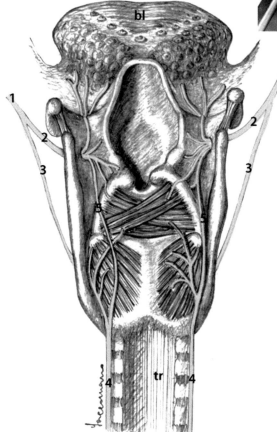

图 9-9　喉部神经与 Galen 袢示意图。bl. 舌根；
tr. 气管；1. 喉上神经；2. 喉上神经内支；3. 喉
上神经外支；4. 喉返神经；5.Galen 袢

随后识别并追踪喉上神经，喉上神经在相当于舌骨大角的高度分为内、外两支。内支主要是感觉神经，在喉上动脉的后方穿入甲状舌骨膜，分布于声门上的喉黏膜。外支主要为运动神经，支配环甲肌，也有部分感觉支穿过环甲膜分布至声门及喉室黏膜（图9-10）。

【注意】功能性喉切除术中，保留喉上神经的意义在于保留声门、声门下及梨状窝区域的黏膜感觉功能，有利于术后吞咽功能的恢复。

【并发症】如果在结扎甲状腺上血管束时误伤喉上神经，可导致术后患侧声带张力下降，喉镜检查中可观察到患侧声带位置低于对侧声带，并出现发高调音时失声。另一后果为同侧声门上水平半喉感觉缺失。

甲状舌骨膜连接甲状软骨上缘及舌骨，其外侧缘增厚形成两条韧带（甲状舌骨韧带）连接甲状软骨上角及舌骨大角。

【注意】甲状舌骨韧带及甲状软骨后缘对应于下咽外侧壁，是咽侧切开术的重要标志，术中可通过此区域进入梨状窝及喉前庭。

在甲状舌骨膜外侧部，需识别喉上神经血管束入喉处。喉上神经血管束由喉上动脉、喉上静脉及喉上神经组成。喉上动、静脉来源于甲状腺上动、静脉，喉上神经从迷走神经分出后位于血管深面，分离后可结扎并切断喉上神经血管束。

通过体表触诊较容易识别环甲间隙，喉气管相关的手术往往采用此间隙入路，在紧急

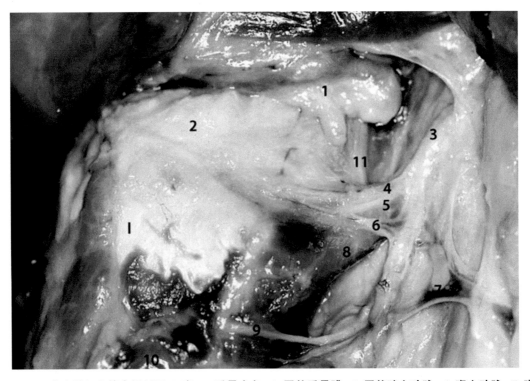

图9-10　喉上神经血管束解剖图。I.喉；1.舌骨大角；2.甲状舌骨膜；3.甲状腺上动脉；4.喉上动脉；5.喉上神经内支；6.喉上静脉；7.甲状腺上静脉；8.甲状软骨上角；9.喉上神经外支；10.环甲肌；11.甲状舌骨韧带

呼吸道梗阻的病例中可能需要在此处紧急切开（环甲膜切开术）。环甲膜是呼吸道管腔中与颈部皮肤距离最近的部位。进行环甲膜切开的过程中，最可能碰到的血管是环甲动脉，环甲动脉是甲状腺上动脉外侧支的分支。同样，在内镜激光手术中，在声门前部进行软骨膜下切除时，向下往声门下切除时也会遇见环甲动脉。

【注意】在甲状软骨上中 1/3 交界处，可通过触诊识别对应于声带前联合部位的一个小凹陷。该标志在功能性喉切除手术中具有重要意义，尤其在声门上水平喉部分切除术中。可用 Lister 钳夹持，沿声带上缘平面横行切断甲状软骨并移除喉前庭部分。

甲状舌骨膜、舌骨会厌膜、舌骨平面以下的会厌软骨围成会厌前间隙。其内充满纤维脂肪组织，声门上肿瘤容易累及此处，因此，在进行声门上喉部分切除时，该间隙需要完全切除。

四、喉咽

喉咽范围为从舌骨上缘至环状软骨上缘。由外侧两隐窝（梨状窝）、环后部（对应于环状软骨板后面）及下咽后壁构成，并由腭咽肌及咽下缩肌、咽中缩肌包裹和覆盖。

我们可观察到下咽肌的形态，尤其是咽中缩肌是如何附着在舌骨大角的。咽下缩肌由两部分组成，第一部分较为宽大，斜向走行并附着于甲状软骨外侧缘，第二部分，肌纤维是水平走行的，附着于环状软骨外侧缘，因此该部分咽缩肌也可称为环咽肌。咽中缩肌及咽下缩肌均由迷走神经支配。

【注意】咽下缩肌可用于全喉切除术后重建下咽缺损，在全喉切除术后发音功能的重建中，纵行切开咽下缩肌是常用的一种手术方式。肌鞘的痉挛或纤维化可能导致失声。在这种情况下，通过手术有可能使下咽恢复较好的顺应性，并形成功能最佳的发音假体。需要注意的是，咽下缩肌上部的斜行肌及下部走行的水平肌（环咽肌）在底部形成一个三角形区域，该三角形区域缺乏肌肉组织，抗压能力较弱，称为环咽肌下三角，该部位也是形成咽食管憩室的位置（图 9-11）。

转动喉体充分暴露咽下缩肌下方的甲状软骨外侧缘：沿甲状软骨外侧缘切断咽下缩肌是暴露梨状窝的第一步。

五、喉切除术

此时，整体切除喉及下咽，暴露喉内部。在第二气管环水平处采用水平切口，该部位的气管及颈段食管是全厚的。

将喉 - 下咽整体沿椎前平面向上游离至舌骨。切开下咽外侧壁，水平切开舌根 4 ～ 5 cm，于会厌上缘平面，于咽后壁略低数厘米切开咽喉，然后整块离断口咽、喉咽及喉。在移除的大块组织中，在下咽后壁行垂直切口，可以暴露喉前庭和环后区（图 9-12）。

练习 8：请练习绘制喉切除术各步骤的解剖图（图 9-13）。

解剖练习中，若感兴趣，建议切除喉部，就像传统的喉切除术一样。解剖练习可以双

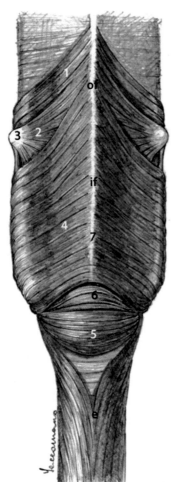

图 9-11 咽缩肌群示意图。of. 口咽; if. 下咽; e. 食管; 1. 咽中缩肌（上部）; 2. 咽中缩肌（下部）; 3. 舌骨大角尖; 4. 咽下缩肌; 5. 环咽肌; 6. 环咽肌下三角（Laimer 三角）; 7. 咽后中缝

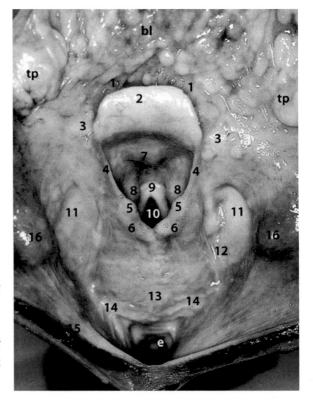

图 9-12 喉及下咽腔内观解剖图（Ⅰ）。bl. 舌根; tp. 腭扁桃体; e. 食管; 1. 会厌谷; 2. 会厌; 3. 咽会厌襞; 4. 杓会厌襞; 5. 楔状结节; 6. 小角结节; 7. 会厌结节; 8. 声带; 9. 前联合; 10. 声门; 11. 梨状窝; 12. Galen 袢; 13. 环后区; 14. 食管入口; 15. 咽下缩肌; 16. 舌骨大角尖

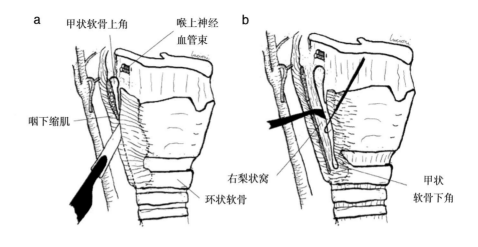

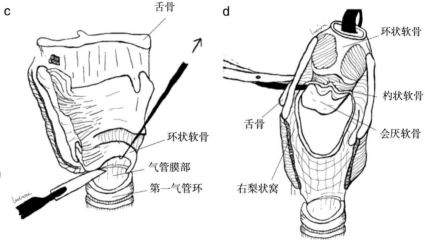

图 9-13 练习 8 要求绘制的喉切除术各步骤解剖图。（a）切断咽下缩肌；（b）分离梨状窝；（c）切断气管；（d）切除喉

侧同时进行。

1. 钳夹并向对侧转动喉部，沿甲状软骨外侧缘切断咽下缩肌及甲状软骨膜（图 9-13 a）。

2. 使用拉钩将甲状软骨向上牵拉，采用软骨膜下内侧入路分离梨状窝前壁（图 9-13 b）。

3. 接着在环状软骨及第一气管环之间切断气管。用拉钩将环状软骨向上牵拉，然后切断气管膜部，注意不能切得太深，因为有可能损伤食管。向后达杓状软骨处，从此处切开黏膜进入下咽（图 9-13 c）。

4. 将喉继续向上牵拉，紧贴喉部继续切开下咽黏膜，完全切断会厌谷黏膜后，即完成喉切除术（图 9-13 d）。

切除以后，下咽的三个主要解剖区域即可清楚地暴露出来：环后区、梨状窝和下咽后壁。在梨状窝前上方有一上下方向走行的线状结构，即 Galen 襻，是喉上神经内支与喉返神经之间的神经吻合。

【注意】梨状窝肿瘤常引起耳痛，痛觉刺激沿着喉上神经及迷走神经并放射到外耳道。刺激外耳道引起咳嗽亦是通过同样的神经通路（图 9-14）。

　　位于梨状窝入口处外上方的舌骨大角外侧端可以在体表触及。舌骨弓（hyoid arch）确保了下咽及梨状窝入口是开放的状态以协助吞咽。此功能对于部分喉切除或环状软骨部分上喉切除术术后吞咽功能的恢复尤为重要。

　　于口咽部前方可见舌人字缝。它由轮廓乳头构成，并将舌体部与舌根部分开，它的尖端称为舌盲孔。在舌根部，可见由或多或少的淋巴滤泡组成的舌扁桃体，舌盲孔是异位甲状腺及甲状舌管囊肿的好发部位（瘘管和先天性中线囊肿）。

　　【注意】涉及舌根部的喉手术，切除范围不能越过舌盲孔，以免引起术后吞咽困难。

　　应清楚地识别咽会厌襞，它是口咽及下咽的分界，也是梨状窝的上界（图9-15）。

　　在舌根及会厌之间，舌会厌正中襞和舌会厌外侧襞将其分为左、右两个凹陷：会厌谷。

　　【注意】会厌谷是会厌前间隙的顶部，原发于会厌的肿瘤常侵犯此区域，瘤体穿过会厌并向前侵犯会厌谷（图9-16）。咽喉肿瘤的潜在好发部位也称为"三皱襞区"（咽会厌襞、杓会厌襞、舌会厌外侧襞）（图9-17）。

　　如同采用喉镜检查喉入口病变一样，术中也需要探查喉入口区域。喉入口处由会厌缘、杓会厌襞、杓状软骨、两侧杓状软骨间的后联合围成。环状软骨板位于杓状软骨下方，两侧梨状窝之间。杓状软骨声带突（声韧带附着处）可以触及。在此部位，可见喉室的入口并评估声带遮盖喉室腔的范围，可以使用镊子将其转向一侧，以便获得更好的视野（图9-18）。

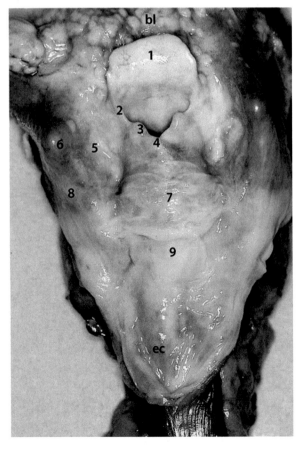

图9-14　喉及下咽腔内观解剖图（Ⅱ）。bl.舌根；ec.颈段食管；1.会厌；2.杓会厌襞；3.杓状软骨；4.后联合；5.梨状窝；6.舌骨大角；7.环后区；8.下咽后壁；9.环状软骨

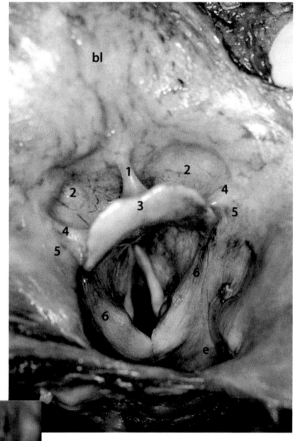

图 9-15　喉及下咽腔内观解剖图（Ⅲ）。bl. 舌根；e. 食管；1. 舌会厌正中襞；2. 会厌谷；3. 会厌尖；4. 舌会厌外侧襞；5. 咽会厌襞；6. 杓会厌襞

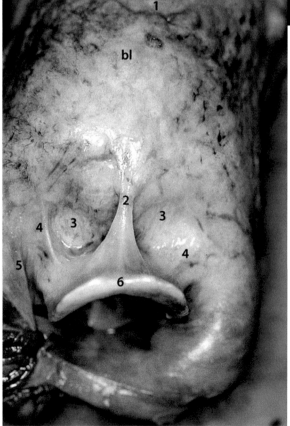

图 9-16　喉及舌根解剖图。bl. 舌根；1. 舌盲孔（人字缝的尖部）；2. 舌会厌正中襞；3. 会厌谷；4. 舌会厌外侧襞；5. 咽会厌襞；6. 会厌

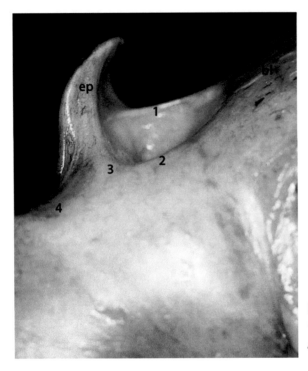

图 9-17　三皱襞区解剖图。ep. 会厌；bl. 舌根；
1. 舌会厌正中襞；2. 舌会厌外侧襞；3. 咽会厌襞；
4. 杓会厌襞

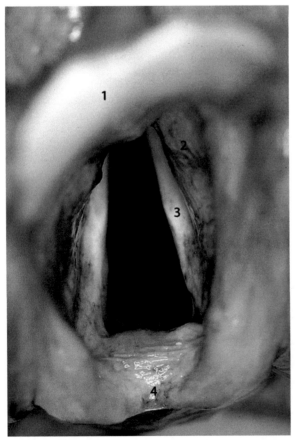

图 9-18　喉：声门平面解剖图。1. 会厌；2. 声
带皱褶；3. 声带；4. 后联合

【注意】支撑喉镜下激光声带切除术的前置手术是室带切除术，即室带消融术。它的目的是更好地暴露喉室平面，该区域的黏膜一般需要完全切除，同时也使声带切除更易实施，内镜下的随访更为确切。

现在将视野转移至声门前部，如同在喉镜检查中将会厌抬起。在此区域，可以检查前联合、会厌结节及喉角区域（图 9-19）。

紧接着沿后联合与环状软骨板的后部垂直线切开喉的后壁，然后，使用自制的掀开器将标本向两侧分离，暴露喉室、声门平面及声门下区域（图 9-20）。

前联合区域也在该步骤中被暴露清楚（图 9-21）。

前联合的暴露程度还取决于两侧甲状软骨板角的大小：在儿童和女性中该角为钝角，在成年男性中该角为直角。

使用解剖钳暴露喉室。喉室腔位于声带和室带皱褶之间，有向两侧突出的隐窝，在深部将声门上区分为上、下两部。通过触诊，可区分出杓状软骨、楔状软骨及小角软骨（图 9-22）。

【注意】在肿瘤的 TNM 分期中，杓状软骨是声门上区的亚区。亦有研究认为，杓状软骨同时在解剖及功能方面与声门区相关。

至此，喉的外部构造已经解剖完毕，可以继续解剖声门旁间隙及其周围的结构，因此，需要切除位于舌骨前方的舌根部及侧方的梨状窝。

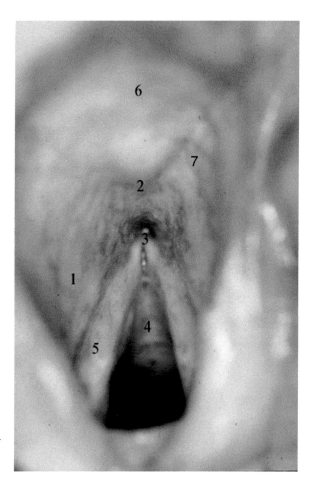

图 9-19 喉部声门前解剖图。1. 右侧室带；2. 会厌结节；3. 前联合；4. 声门下；5. 左侧声带；6. 舌骨下会厌；7. 喉角

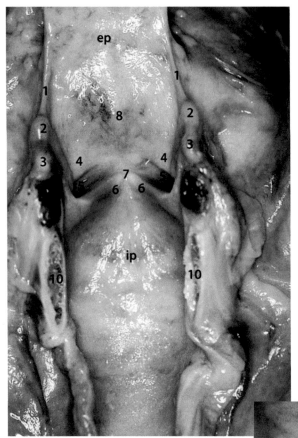

图 9-20　喉及下咽腔内观解剖图（Ⅳ）。
ep. 会厌；ip. 声门下；1. 杓会厌襞；2. 杓状软
骨楔状结节；3. 杓状软骨小角结节；4. 室带；5. 喉
室；6. 声带；7. 前联合；8. 会厌结节；9. 杓间肌；
10. 环状软骨板（横断面）

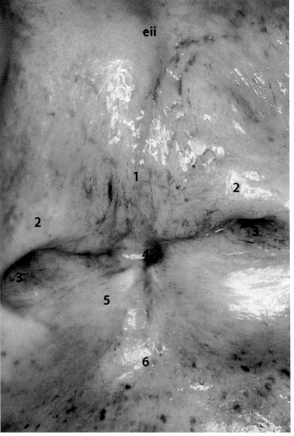

图 9-21　前联合解剖图。eii. 舌骨下会厌；1. 会
厌结节；2. 室带；3. 喉室；4. 前联合；5. 声带；
6. 声门下

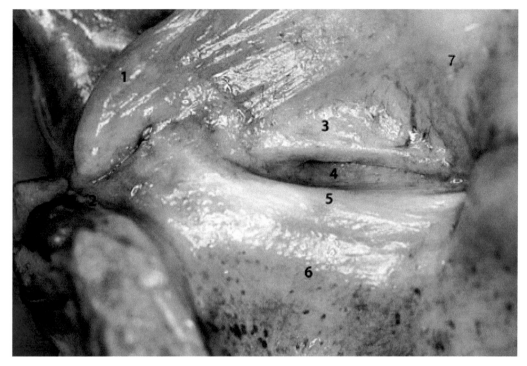

图 9-22　喉室腔解剖图。1. 杓状软骨；2. 后联合；3. 室带；4. 喉室；5. 声带；6. 声门下区；7. 喉角

六、喉内部结构

第一步：沿着甲状软骨上缘切开甲状软骨膜，并将其与软骨两面分离，向前达前联合，侧面达喉室底部（图 9-23a）。

采用正中矢状切口，从舌根部开始，向后达前联合处，正中切开舌骨及会厌，分成左、右两部分。暴露会厌前间隙的脂肪组织，评估会厌软骨的构造及甲状会厌韧带的稳定性（图 9-23b）。

接着在冠状切面上，从前方至声带突方向，在杓状软骨前方切断杓会厌襞。然后，切除喉室底部的黏膜，直至到达前联合。此时，可以移除一侧的声门上喉（包括黏膜、黏膜下层、方形膜、甲状软骨内软骨膜）（图 9-23c）。

【注意】由于喉室由室带的下表面及声带的上表面构成，因此在肿瘤的 TNM 分期中喉室已不再作为一个亚区。

第二步：声门平面。用显微钳在声带前联合处钳夹声带上皮层，将其缓慢撕脱、切除。暴露声韧带，声韧带是一个薄层纤维肌腱，向后附着于杓状软骨声带突。声带肌及环杓肌附着在杓状软骨肌突上（图 9-23d 中的 1）。

【注意】该步骤称为"声带上皮撕脱术"，即移除声带上皮层及固有层（任克间隙），而保留声韧带。

在声带前联合水平，通过触摸可以发现其黏膜层与甲状软骨紧密相贴。实际上，该部

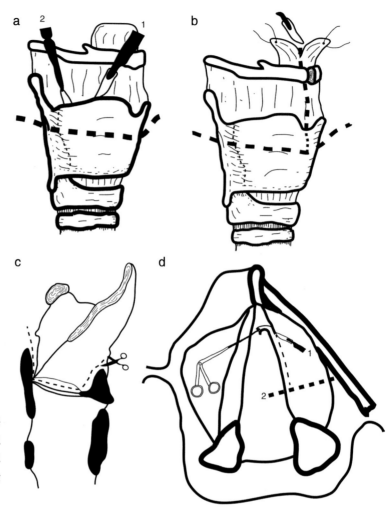

图9-23　声门上切除示意图。(a) 1. 切开甲状舌骨膜；2. 将其与甲状软骨分离。(b) 正中矢状切开。(c) 声门上水平半喉切除术。(d) 1. 剥除声带上皮层；2. 声带截面

位缺乏黏膜下层。

【注意】考虑到这一解剖特点，肿瘤只需要侵润非常小距离即可累及软骨，因此，对累及前联合的肿瘤行内镜下激光手术仍有不同的观点。

为了精确起见，定义声带前联合（在传统定义上）是位于前方声带之间的黏膜区域，上界为两侧喉室角的假想连线，下界为前联合下方 3mm 范围。

第三步：在声带前联合与杓状软骨声带突之间切除声带，直至到达甲状软骨膜。在该部分可以观察到五个层面，同时要记住声带的分层结构：黏膜上皮层和固有层（或任克间隙，与上皮层合称黏膜层），声韧带，声带肌，黏膜下层（或称会厌前下间隙），甲状软骨内侧软骨膜，最后是甲状软骨（图 9-23d 中的 2）。

【注意】声门区的下界为声带游离缘以下 1cm，此下界大致相当于弹性圆锥在下方分为两部分的位置，其中一部分与黏膜相延续，另一部分包绕软骨。声带扁平上皮覆盖范围在声带表面各处并不一致，重合在一起是难以持久的，因为其仅覆盖声带中部 1/3、最多 5mm 宽的区域，其他部位可能减少甚至缺失（在前联合处）。

第四步：在结束该区域解剖时，可以做环甲膜横行切开，正如紧急行气管切开术一样，此切口可能发现环甲动脉，它来源于甲状腺上动脉的外侧分支。从头侧看向管腔，可以估计手术切口与声带平面的距离。

【注意】在紧急气道梗阻的情况下为保证患者短时内恢复通气，环甲膜切开尤为重要。一旦确定气道已经得到控制，即应对患者实施麻醉并行常规气管切开，切开部位应更靠下一些，最好低于甲状腺峡部。切口过于靠上容易导致术后永久性声门下狭窄。

> **关键内容**
>
> 　　对声带分层的解剖病理观察及临床手术的评估为累及该区域的肿瘤治疗提供了新的方案。
>
> 　　声带功能性手术的概念是 2002 年提出的。考虑到大多数声门区的肿瘤浸润深度不会超过声韧带，因此笼统地对所有 T1a 期肿瘤实施软骨膜下声带切除术在大多数情况下属于过度医疗。内镜下激光手术考虑到了这一情况并依据切除深度对声带切除术予以分类，手术切除的深度取决于肿瘤浸润的程度，不仅降低了术后的复发率，并且大大缓解了术后的发声障碍。

（彭　哲　译）

参考文献

1.Carlon G（1990）Il carcinoma della laringe. Piccin ed, Padova

2.Olofsson J（1974）Growth and spread of laryngeal carcinoma. Can J Otolaryngol 3:446-459

3.Remacle M, Eckel HE, Antonelli A et al（2000）Endoscopic cordectomy: a proposal for a classification by the Working Committee, European Laryngological Society. Eur Arch Otorhinolaryngol 257:227-231

第 10 章

椎前区

特别提示

　　椎前平面是我们向深部解剖的极限。通常在咽部切除术或咽后淋巴结清扫术中暴露该区域。

一、解剖概要

　　颈部中央区域脏器的切除术中可以暴露椎前平面，该平面两侧以颈椎横突为界，上至枕骨，下至第一胸椎。

　　该区域由覆盖颈椎的薄层腱膜组织构成，其中最重要的结构是颈交感神经链和椎动脉，它们从上向下穿过该区域（图 10-1）。

　　【重要的解剖结构及名词】颈深筋膜，颈交感神经链，星状神经节，Claude Bernard–Horner 综合征，椎动脉，椎前平面。

　　【解剖标志】星状神经节，颈动脉结节，寰椎横突。

二、颈交感神经链

　　解剖练习从椎前肌平面和覆盖其上的颈深筋膜开始。咽部、食管和颈部的血管神经束可以轻易地从此平面分离下来。解剖过程中一只手提起这些组织，另一只手分离该结构与深层平面之间的薄层疏松纤维结缔组织。

　　深肌层平面由颈深筋膜包绕，颈深筋膜向外侧延伸至斜角肌，该筋膜位于颈椎横突前结节的内侧，分为两部分包绕颈交感神经链。颈交感神经链附着在深肌层平面上，与迷走神经的区别在于迷走神经是颈部血管神经束的一部分，迷走神经与颈动脉和颈内静脉由同一血管鞘包绕。

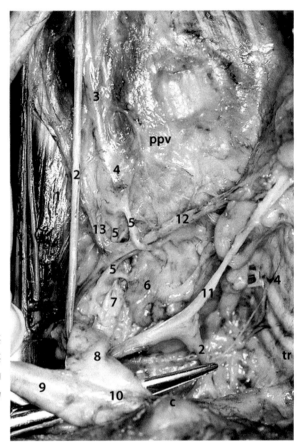

图 10-1　椎前平面解剖图。ppv. 椎前平面；tr. 气管；1. 前斜角肌；2. 迷走神经；3. 颈交感神经链（上部分）；4. 颈中神经节；5. 颈交感神经链（下部分）；6. 颈下神经节和第一胸神经节（星状神经节）；7. 椎动脉；8. 锁骨下动脉；9. 颈总动脉；10. 头臂干；11. 喉返神经；12. 甲状腺下动脉；13. 颈升动脉

　　【注意】颈交感神经链从颈动脉管外口向下延伸至第 1 肋骨水平，并与胸段相连。颈交感神经链有三个神经节：颈上神经节，长 3 ~ 4cm，梭形，位于颅底下方；颈中神经节，位置不恒定，位于甲状腺下动脉与颈交感干的交汇处；颈下神经节，是最大的，与第一个胸段神经节融合形成星状神经节，位于椎动脉起始处的后方。分布到颈交感神经节的传入神经纤维来源于胸交感神经节，胸交感神经节从脊髓通过脊神经（节前纤维）接收白色交通支（有髓鞘）。传出冲动由灰色交通支（无髓鞘），通过脊髓神经传递到外围并分布到各器官（节后纤维），支配它们的非自主肌肉活动并调节分泌功能。颈交感神经链具有强大的血管舒缩功能，它的兴奋会导致血管收缩，它的中断会导致血管舒张。

　　【并发症】医源性颈交感神经链的损伤是非常罕见的（＜ 1%）。在转移性腺癌或肺尖肿瘤中更易发生肿瘤浸润。当病变侵犯相关结构时，还必须考虑到根治性颈清扫过程中颈交感链的保护问题。当颈交感神经链受损时，均会出现 Claude Bernard-Horner 综合征，其特征为眼睑下垂、瞳孔缩小和眼球内陷，少数病例可有唾液黏度增加、脑血流改变和血压不稳等。眼球内陷是由于眼球张力肌麻痹引起的，眼睑下垂是由睑板肌麻痹引起的，而瞳孔缩小是由瞳孔开大肌麻痹引起的。交感神经纤维的行程很长：它们与第一胸神经（臂丛神经）一起从脊髓发出，通过一个交通支到达星状神经节，然后沿着颈交感干上升到眼部。此处解释了臂丛损伤是如何引起瞳孔改变的，包括第一胸神经起始处的损伤（肺尖，上纵隔）。

在解剖中，应注意识别和分离三个交感神经节和一些交通支，特别是在中间神经节和星状神经节之间有一个连续的交通支，此交通支在甲状腺下动脉周围形成（图 10-2）。

三、椎动脉

椎动脉的起源紧邻甲状颈干的起始处，甲状腺下动脉在其正上方。与椎动脉不同，椎静脉从锁骨下动脉前方跨过并汇入头臂静脉。解剖时沿着两侧上行的血管，由前斜角肌的内侧，到达第 7 颈椎水平，两侧的血管穿过堆叠的颈椎横突孔，在第 7 颈椎水平向内走行。

椎动脉，从起始处到第 6 颈椎横突孔入口，是外科手术中最容易遇到的一段动脉，其中颈动脉结节是很好的解剖标志（图 10-3）。

练习 9：请练习绘制椎动脉的解剖图（图 10-4）。

椎动脉在寰椎和枢椎横突间重新出现，并向外侧凸起成弧形，在寰椎和枢椎之间识别椎动脉。

首先识别寰椎的横突，然后是枢椎的横突。然后沿着两个横突顶点的连线解剖横突间

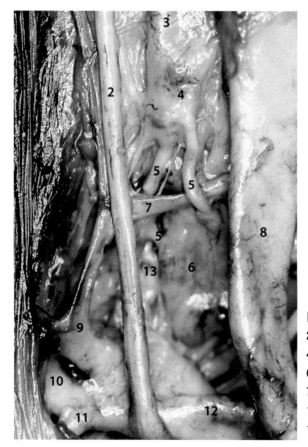

图 10-2　颈交感神经链解剖图。1.前斜角肌；2.迷走神经；3.颈交感神经链（上部分）；4.颈中神经节；5.颈交感神经链（下部分）；6.颈下神经节和第一胸神经节（星状神经节）；7.甲状腺下动脉；8.颈总动脉；9.甲状颈干；10.锁骨下动脉；11.胸廓内动脉；12.头臂干；13.椎动脉

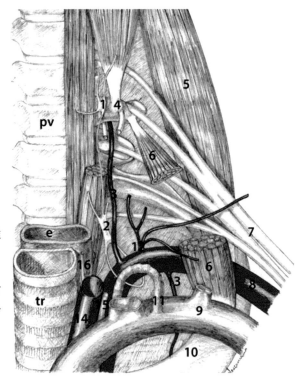

图 10-3　椎动脉和颈动脉结节示意图。pv. 椎
骨平面；e. 食管；tr. 气管；1. 颈中神经节；
2. 颈下神经节和第一胸神经节（星状神经节）；
3. 椎动脉；4. 颈动脉结节；5. 中斜角肌；6. 前
斜角肌；7. 臂丛；8. 锁骨下动脉；9. 锁骨下静
脉；10. 第 1 肋；11. 胸导管；12. 甲状颈干；
13. 胸廓内动脉；14. 颈总动脉；15. 迷走神经；
16. 喉返神经

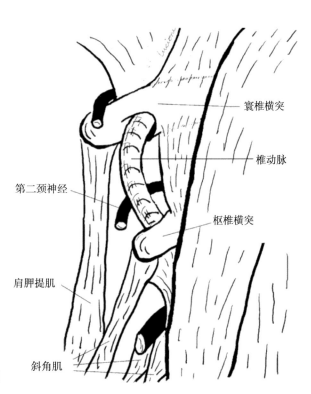

寰椎横突

椎动脉

第二颈神经

枢椎横突

肩胛提肌

斜角肌

图 10-4　练习 9 要求绘制的椎动脉解剖图

肌，寻找下方的动脉。低于动脉、斜向下方，可以找到第二颈神经的前支，它将形成颈丛。这一过程也可以在下方椎骨的横突间进行，但在寰椎和枢椎间最容易暴露动脉。

四、椎前平面

在解剖结束时，应检查椎前平面的情况。向下到达颈深筋膜，椎前平面包含四个肌群：

1. 头前直肌　从枕骨的基底面到寰椎的横突。

2. 头长肌　从枕骨的基底面到第 3 ～ 6 颈椎的前结节。

3. 颈长肌　混合肌，从寰椎的横突到第 4 ～ 6 颈椎和第 2 ～ 3 胸椎的横突。

4. 横突间肌　连接两个椎体的横突（图 10-5）。

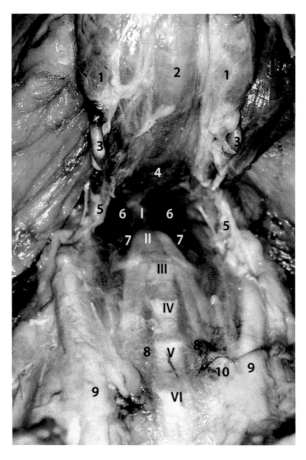

图 10-5　椎前肌解剖图。1. 甲状腺后缘；2. 下咽后壁；3. 甲状软骨上角；4. 口咽后壁；5. 舌骨大角；6. 头前直肌；7. 头长肌；8. 颈长肌；9. 颈总动脉；10. 右侧颈动脉结节；Ⅰ～Ⅵ. 颈椎椎体

五、后记

手术部位仍保留椎前肌平面、颈内动脉、颈内静脉、颈段食管和开放的下咽。
结束解剖后复原标本和清洗手术器械。

> **关键内容**
>
> 颈交感神经链并非来自于颅内,而是起源于胸部,终止于颅底下方。
> 颈深筋膜覆盖椎前肌,可用于颈部手术并辅助重建下咽。

(刘　珅　译)

参考文献

1.Testut L, Jacob O (1977) Trattato di Anatomia Topografica. UTET, Turin

2.Calearo C, Teatini G (1983) Functional neck dissection: anatomical grounds, surgical techniques, clinical observations. Ann Otol Rhinol Laryngol 92:215‐222

3.Stern SJ (1992) Cervical sympathetic trunk at the root of the neck. Head Neck 12:506‐509

第 11 章

喉的显微镜下解剖

特别提示

　　喉的结构与气管相似。区别之处有：①黏膜层（上皮层和固有层）；②弹性纤维层；③黏膜下层（富含黏液腺的疏松纤维组织）；④软骨。

　　喉癌的生长及扩散方式取决于肿瘤原发部位。了解器官的组织分区对肿瘤分期及制订治疗方案都是非常有用的。

【重要的解剖结构及名词】方形膜，弹性圆锥，环状软骨，甲状软骨，杓状软骨，小角软骨，楔状软骨，任克间隙，甲状软骨膜，甲状会厌韧带，会厌前间隙，声门旁间隙，前联合腱（Broyle tendon），弓状嵴（crista arquata），（杓状软骨的）椭圆凹，声门下区，前联合。

一、解剖概要

　　喉因具备括约肌功能、呼吸和发音功能而有别于下呼吸道。喉的组织结构复杂，具有与气管相似的特点：都包括外部的纤维软骨和内部的弹性膜，由肌肉、韧带和软骨构成的框架结构可影响喉肿瘤的生长和扩散。

（一）弹性框架

　　最浅表的支持结构由弹性膜构成，包括声门上的方形膜和声门 – 声门下的弹性圆锥（图 11-1）。方形膜构成杓会厌襞的框架，向下延伸达黏膜下，并在底部增厚形成室带。其附着于甲状软骨交角，小角软骨的底部和杓状软骨的前缘。声门上区的前方为会厌，是一弹性软骨，位于方形膜的中间部位。

　　在声门下水平，弹性膜形成弹性圆锥，坚韧的弹性膜增厚并形成声韧带，从甲状软骨交角处延伸至杓状软骨声带突。向下到声带下缘，弹性圆锥分为两层：外层附着于环状软骨上缘，内层向下延续至气管弹性膜。

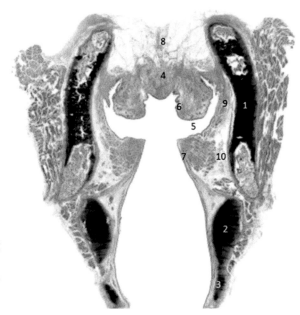

图 11-1　喉腔的解剖结构（冠状面）。1.甲状软骨；2.环状软骨；3.气管；4.会厌；5.喉室；6.方形膜；7.弹性圆锥；8.会厌前间隙；9.声门旁上间隙；10.声门旁下间隙

（二）纤维软骨支架

广义上喉的纤维软骨支架由甲状软骨、环状软骨和杓状软骨组成，并以喉内肌、喉外肌和韧带、筋膜等连接（图 11-2）。环状软骨是支撑喉支架的基础结构，其上端连接甲状软骨下角，再通过环甲膜连接双侧杓状软骨，向下通过环 – 气管韧带连接第一气管环。甲状软骨借助两侧的甲状软骨板、甲状软骨前角形成喉的前壁，后缘的上角连接侧方的甲状舌骨韧带，下角与环状软骨连接。甲状软骨是声带的附着点，底部是环状软骨，向上是两个弹性纤维软骨结节：甲状上结节和甲状下结节。

（三）软骨骨化

喉的透明软骨（甲状软骨和环状软骨）起源于第 4、5、6 鳃弓间充质（图 11-3），该过程发生在胚胎发育第一个阶段的早期。妊娠第 3 个月，透明软骨达到成人水平（图 11-4），会厌软骨、小角软骨及楔状软骨不再骨化，杓状软骨部分骨化。

透明软骨在成人 30 岁左右趋向于骨化，这是一种软骨内骨化方式，目的在于使喉部的肌肉、韧带和膜性结构在纤维软骨附着处适应拉伸应力。甲状软骨骨化的过程开始于甲状软骨板背侧的下方，靠近甲状软骨下角处。向上延伸到甲状软骨大角的后方，沿着下缘向中线骨化，骨化中心越来越接近，并于前部融合。然后甲状软骨上缘开始骨化，接着除了中心部分以外的整个甲状软骨板发生骨化。环状软骨的骨化开始于环状软骨弓的上缘、环甲关节的前方，并在环状软骨弓及边缘沿前后方向延伸。杓状软骨的骨化开始于肌突，然后延伸到整个软骨，包括弹性软骨尖和声带突。

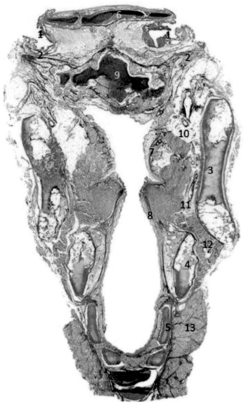

图 11-2　喉软骨（冠状切面）。1. 舌会厌间隙；2. 会厌舌骨膜；3. 甲状软骨；4. 环状软骨；5. 气管；6. 会厌；7. 方形膜；8. 弹性圆锥；9. 会厌前间隙；10. 声门旁上间隙；11. 声门旁下间隙；12. 环甲间隙；13. 甲状腺

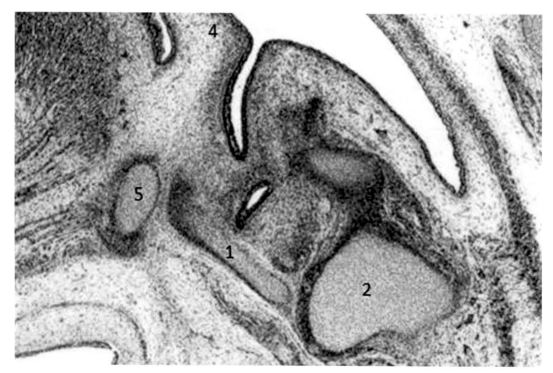

图 11-3　喉的胚胎形成（长 30mm 的人胚胎，旁正中矢状位切面；细胞核密集的第 4、5、6 鳃弓间充质软骨）。1. 甲状软骨；2. 环状软骨；3. 杓状软骨；4. 会厌；5. 舌骨

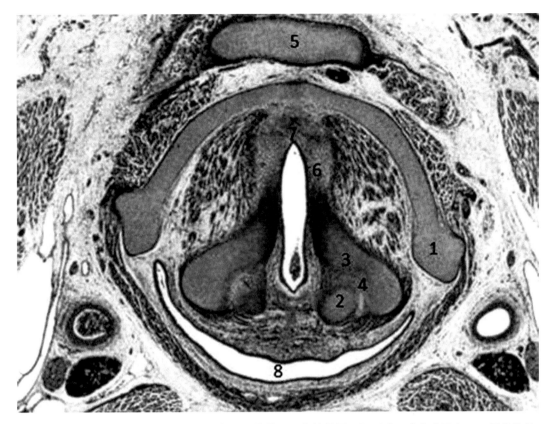

图 11-4 喉的胚胎发育（53mm 长的人类胚胎横截面；喉的软骨已经到达了成人水平）。1. 甲状软骨；
2. 环状软骨；3. 杓状软骨；4. 环杓关节；5. 舌骨；6. 声带；7. 前联合；8. 食管

二、喉的黏膜

从喉的胚胎学看，喉起源于两种胚芽：声门上是鳃来源性胚芽，声门下是非鳃来源性
胚芽。声门上喉部是呼吸道、消化道分叉处具有括约肌样功能的结构，表现为呼吸道的柱
状上皮伴随多样的鳞状上皮化生，富含腺体和淋巴组织。声门区黏膜是混合上皮，含有少
量腺体，淋巴、血管含量极少，在前联合区含量稍多，后联合含量最多。最后，声门下与
气管相似，被覆呼吸道的柱状上皮，腺体及淋巴的分布也与气管相似。上皮层下是固有层，
在声带部位称为任克间隙。弹性膜在声带水平增厚形成声韧带，从而分开黏膜层和黏膜下
层。

三、喉黏膜下层

喉黏膜下层（图 11-5）由含有血管和神经结构的疏松脂肪结缔组织组成。它形成一
个单独的黏膜下腔，黏膜下腔又被韧带和膜性结构细分为多个间隙或腔，其在喉部的不同

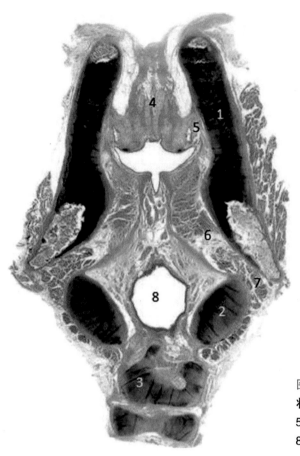

图11-5　喉的黏膜下间隙（冠状切面）。1.甲状软骨；2.环状软骨；3.气管；4.会厌前间隙；5.声门旁上间隙；6.声门旁下间隙；7.环甲间隙；8.声门下

区域发育状况也不同。喉黏膜下层在声门处可达到最大限度的扩展，前部由会厌前间隙构成，两侧由声门旁或喉旁间隙构成。

（一）会厌前间隙

会厌前间隙头端被从舌根延伸到舌骨上缘、前后方向走行的胶原纤维所限制。从舌根开始，沿会厌谷的黏膜，一些纤维向后延伸到会厌游离部分前面的软骨膜，形成舌会厌膜。舌会厌膜的中央部分增厚，形成舌会厌正中韧带（median hyoepiglottic ligament），它向尾侧延伸到会厌的舌面，并包含许多腺体。在正中，韧带的一些纤维向头侧弯曲、放射状固定在会厌游离部分的软骨膜上。两侧的胶原纤维从会厌的游离缘延伸到舌骨大角。

会厌前间隙前方被在舌骨和甲状软骨上缘之间延伸的甲状舌骨膜所限制。在该水平，甲状舌骨正中韧带（median thyrohyoid ligament）构成一中央增厚的膜。甲状舌骨膜的外侧部分附着于舌骨大角的下缘。甲状舌骨韧带固定于舌骨的上缘，与舌骨会厌韧带的中部合并。下方，甲状舌骨膜附着于甲状软骨上缘前表面的软骨膜上。后方，会厌前间隙由甲状会厌韧带的纤维包绕，甲状会厌韧带连接会厌根部和甲状软骨切迹的上缘，并和方形膜的侧壁连接延伸。背面，在舌骨水平，会厌前间隙从会厌侧缘向杓会厌襞延伸，无解剖上的界线。

会厌前间隙（图 11-6）大致呈锥形，头侧体积较小。此外，它的上部，对应于舌骨大角的部分，主要由分叶的脂肪组织组成，血供丰富，尤其是在中部。尾部，该间隙由矢状纤维结缔组织分隔为中部和两个不连续的外侧部，矢状纤维结缔组织源于围绕会厌软骨外侧缘的浆 – 黏液腺的结缔组织短纤维的增厚。背侧，这些膈膜沿方形膜两侧延伸。腹侧，它们固定于甲状软骨上切迹，与甲状腺会厌韧带的胶原纤维相连。间隙的外侧包含与甲状软骨软骨膜接触的脂肪组织，其由头侧到甲状会厌韧带逐渐减少。

（二）声门旁间隙

声门旁间隙（图 11-7）是一个以垂直、头尾向为特征的黏膜下腔隙，其两侧为甲状软骨，背侧为梨状窝，内侧为方形膜及弹性圆锥。头侧，声门旁间隙移行为会厌前间隙，内含疏松结缔组织和含血管的脂肪组织，包括喉室和喉室小囊，沿着室带的前庭上部伸展。声门旁间隙内下方为弹性圆锥。向前下方，声门旁间隙与环甲韧带和环甲膜相邻。声门旁间隙上部，大部分与室带接触，继续向上内侧至会厌前间隙。有时，在前庭水平，两个腔隙之间可出现不连续的纤维增厚。

在室带水平存在一个有内收肌功能的小块肌肉系统，可以支撑喉内肌系统（图 11-8）。它在矢状方向排列，分为两组：前外组向前附着于甲状软骨的软骨膜，前内组有纤维向内侧及背侧连于喉室。

在声门下水平，解剖结构复杂，因声带肌的存在使得黏膜下膜性结构减少。在此平面，附着于声带肌肌束膜的弹性圆锥阻断了黏膜下的膜性结构，形成了声门旁下间隙，并逐渐变薄形成了一个菲薄的纤维脂肪组织连接着甲状软骨膜（图 11-9）。其向上在声带的游离缘，弹性圆锥增厚形成声韧带，附着于杓状软骨声带突和甲状软骨板交角的内面。两侧声韧带前端会聚构成了前联合腱，紧密附着于甲状软骨板交角内面。

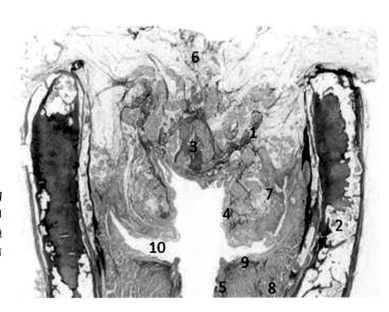

图 11-6　会厌前间隙（冠状切面）。1. 甲状会厌韧带；2. 甲状软骨；3. 会厌；4. 方形膜；5. 弹性圆锥；6. 会厌前间隙；7. 声门旁上间隙；8. 声门旁下间隙；9. 甲状软骨韧带；10. 喉室

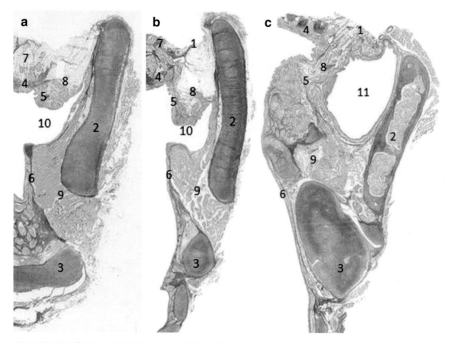

图 11-7　声门旁间隙［喉－冠状切面，声带平面前 1/3（a），中 1/3（b）和后 1/3（c）］。1. 甲状会厌韧带；2. 甲状软骨；3. 环状软骨；4. 会厌；5. 方形膜；6. 弹性圆锥；7. 会厌前间隙；8. 声门旁上间隙；9. 声门旁下间隙；10. 喉室（Morgagni 腔）；11. 梨状窝

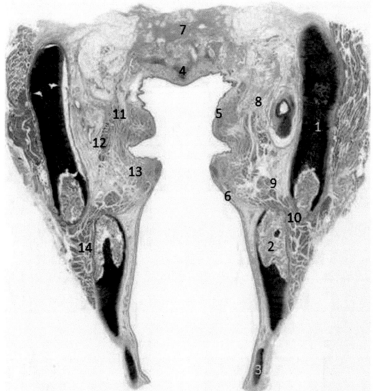

图 11-8　喉内肌（大体冠状位切面）。1. 甲状软骨；2. 环状软骨；3. 气管；4. 会厌；5. 方形膜；6. 弹性圆锥；7. 会厌前间隙；8. 声门旁上间隙；9. 声门旁下间隙；10. 环甲间隙；11. 室带前外侧肌；12. 室带前内侧肌；13. 甲杓肌；14. 环甲肌

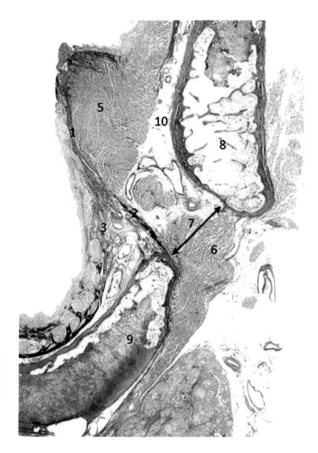

图 11-9　声门旁下间隙（大体冠状位切面）。
1. 弹性圆锥；2. 弹性圆锥外侧部；3. 弹性圆锥内侧部；4. 声韧带；5. 声带肌；6. 环杓肌；7. 环甲间隙（红箭头）；8. 甲状软骨；9. 环状软骨；10. 声门旁下间隙

　　声门旁间隙的在后下方脂肪组织与位于环杓关节周围的疏松结缔组织相连。在杓状软骨小丘上方有一个三角窝，位于杓状软骨的前外侧面水平，从杓状软骨尖部起，形成一个凹陷，此凹陷为一个富浆液 - 黏液腺的区域，与喉室背侧相邻。弓形嵴在其下，声韧带及室带头侧的纤维附着其上其中，甲杓肌的纤维附着于椭圆窝（图 11-10）。

　　喉的声门下区与环状软骨区相连，其外侧为弹性圆锥，在此平面分出弹性圆锥外层，附着至环状软骨上缘，连至下方的环甲间隙。弹性圆锥内层在底部与气管的弹性膜相连续，向前形成声门下区致密的弹性网，使黏膜下组织减少从而形成了一个潜在的空间。

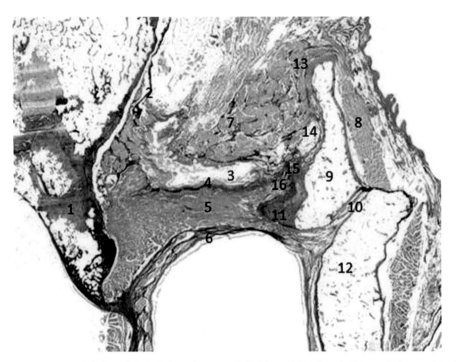

图 11-10　声门旁下间隙（旁正中位矢状切面）。1.甲状软骨；2.甲状会厌韧带；3.喉室；4.声韧带；5.甲杓肌；6.弹性圆锥；7.室带；8.杓横肌；9.杓状软骨；10.环杓关节；11.杓状软骨声带突；12.环状软骨板；13.小角软骨；14.三角窝；15.弓形嵴；16.椭圆窝

四、分区及亚区

恶性肿瘤的临床和术后分期（TNM）已更新到第 7 版。这是一个比较各种抗肿瘤治疗效果的标准。它只是一个临床上的分类，因为我们只能从黏膜侧"看到"器官，而深处的界线是不确定的，可能导致分期的不确定。

（一）杓状软骨：要考虑在声门还是声门上

基于黏膜连续覆盖的原则，传统上杓状软骨被划分为声门上区的边缘部分。事实上，杓状软骨在解剖学和功能上与声门区有关。声韧带、杓状软骨的声带突和环杓关节形成了声带的支撑结构。

（二）前联合的定义

在解剖学上前联合是位于声带前部的黏膜区域。由于缺乏精确的解剖标志，临床上并未就这一区域的确切划分达成一致。Oloffso 认为前联合是位于声带之间的黏膜区域，上界为喉室夹角的连线，向下延伸不超过 3mm。美国癌症联合委员会（AJCC）和 Ogura 认为声门和前联合位于穿过声带游离缘的平面。如果认为声门只由复层鳞状上皮覆盖，事情将变得更复杂，因为声门中部 1/3 处上皮的上下距离只有 5 mm，其他部位更小，在某些情况下，如前部，上皮甚至消失。

Stell 和 Morton 认为"前联合只是一个点，而不是一个区域，肿瘤可能通过该处，但不会起源于此"。

（三）声门和声门下边界

针对这一点的意见也不统一。Oloffson 认为声门下是声带的下表面。Carlon 认为边界可以由弹性圆锥分成的两个部分来界定，一个与黏膜有关，另一个与软骨骨架（环状软骨）有关。

这个界线与距声带游离缘约 1cm 的平面相对应，也与 Ogura 建立的前联合的下界一致。

> **关键内容**
>
> 喉部有一个复杂的结构，该结构有肌肉和韧带屏障的存在，能够在某些情况下限制肿瘤的生长和扩散，至少在最初阶段是如此。
>
> 薄弱部位一般表现是黏膜下组织（前联合）减少的部位，尤其是黏液腺充足的区域（如前联合下、声门下和环杓关节）或邻近膜性结构的边缘区域（环甲膜，声门旁下间隙的后部），在术前分期时必须仔细评估这些区域受累的可能。

（刘　坤　译）

参考文献

1.Carlon G（1990）Il carcinoma della laringe. Dalla patologia alla clinica. Ed. Piccin, Padova

2.Carlon G, Della Libera D, Dei Tos AP （1990） A whole organ sectioning method for histologic examination of laryngeal and hypopharyngeal specimens. In: Sacristan T （ed） Otolaryngology, head and neck surgery. Kugler & Ghedini, Amsterdam, pp 2367‑2371

3.Kirchner JA （1989） Fifteen Daniel C. Baker, Jr, memorial lecture. What have whole organ section contributed to the treatment of laryngeal cancer? Ann Otol Rhinol Laryngol 98（9）:661‑667

4.Blitzer A （1979） Mechanisms of spread of laryngeal carcinoma. Bull N Y Acad Med 55:813‑821

5.Glanz HK （1984） Carcinoma of the larynx. Adv Otorhinolaryngol 32:1‑123

6.Carter DR, Meyers AD （1979） Anatomy of the subglottic larynx. Otolaryngol Head Neck Surg 87（2）:203‑206

7.Olofsson J, van Nostrand AWP （1973） Growth and spread of laryngeal and hypopharyngeal carcinoma with reflections on the effect of preoperative irradiation. Acta Otolaryngol Suppl（Stockh）308:1‑84

8.Turk LM, Hogg DA （1993） Age changes in the human laryngeal cartilages. Clin Anat 6:154‑162

9.Carter RL, Tanner NSB （1979） Local invasion by laryngeal carcinoma the importance of focal （metaplastic） ossification within laryngeal cartilage. Clin Otolatyngol 7:283‑290

10.Kirchner JA （1984） Invasion of the framework by laryngeal cancer. Acta Otolaryngol（Stockh）27:392‑397

11.Pressman JJ （1956） Submucosal compartmentation of the larynx. Ann Otol Rhinol Laryngol 65:766‑771

12.Kirchner JA, Carter D （1987） Intralaryngeal barriers to the spread of cancer. Acta Otolaryngol （Stockh）

103:503 - 513

13.Kirchner JA （1996） Relative prognostic importance of histologic invasion of the laryngeal framework by hypopharyngeal cancer. Ann Otol Rhinol Laryngol 7（5）:101 - 108

14.Reidenbach MM （1996） The peri-epiglottic space: topographic relations and histologic organisation.J Anat 188:173 - 182

15.Silver CE （1981） Surgery for cancer of the larynx and related structures. Churchill Livingstone, New York

16.Micheau C, Luboinski B, Sancho H, Cachin Y （1976） Modes of invasion of cancer of the larynx.Cancer 38:346 - 360

17.Kleinsasser O （1987） Tumoren des Larynx und des Hypopharynx. Thieme, Stuttgart

18.Tucker GF （1974） The anatomy of laryngeal cancer. Can J Otolaryngol 3:417 - 431

19.Kirchner JA, Carter D （1987） Intralaryngeal barriers to the spread of cancer. Acta Otolaryngol 103（5 - 6）:503 - 513

20.Tucker GF, Smith HR （1962） A histological demonstration of the development of laryngeal connective tissue compartments. Trans Am Acad Ophthalmol Otolaryngol 66:308 - 318

21.Meyer-Breiting E, Burkhardt A （1988） Tumours of the larynx. Springer, Berlin/Heidelberg/New York

22.Stracchi R, De Pasquale V et al （1992） Particular structure of the anterior third of the human true vocal cord. Acta Anat 7（5）:189 - 194

23.Mu L, Sanders I, Wu BL, Biller HF （1994） The intramuscular innervation of the human interarytenoid muscle. Laryngoscope 104:33 - 39

24.Welsh LW, Welsh JJ, Behlke FM （1962） Analysis of laryngeal compartments. Ann Otol Rhinol Laryngol 71:913 - 921

25.Welsh LW, Welsh JJ, Rizzo TA （1989） Internal anatomy of the larynx and the spread of cancer. Ann Otol Rhinol Laryngol 98:228 - 234

26.Union Internationale Contre le Cancer （2010） TNM atlas: illustrated guide to the TNM/pTNM classification of malignant tumours, VIth edn. Springer, Berlin

27.Oloffson J （1974） Growth and spread of laryngeal carcinoma. Can J Otol 3:446 - 59

28.AJCC （1988） Manual for staging of cancer, 3rd edn. Lippincott Company, Philadelphia

29.Stell PM, Morton RP （1984） What is the glottis? In: Wigand ME, Steiner W, Stell PM （eds） Laryngectomy: conservation surgery for carcinoma of the larynx. Springer, New York

第 12 章

喉癌扩散的类型

特别提示

　　喉的组织结构及一些独特的解剖成分决定了喉癌扩散的途径。我们可以通过喉肿瘤的组织学大体切片了解喉肿瘤的扩散途径。

一、喉的组织结构和肿瘤的扩散

　　从肿瘤学的角度来说，将喉细分成各个区及亚区（声门上区、声门区、声门下区）是有重要意义的，可以借此判断喉肿瘤的预后并制订相应的治疗方案。喉肿瘤的生长方式取决于它的固有特性，也取决于它的原发部位，以及在其发展过程中累及的解剖结构。我们可以通过肿瘤的三维空间结构评估它的扩散。在初始阶段，肿瘤原发部位解剖结构的可穿透性、黏膜下的组织构造，以及韧带、骨、软骨的阻隔能力决定了肿瘤的扩散方向。肿瘤扩散的不同途径导致不同的转移类型，也意味着不同的淋巴区域转移。

　　对于喉的不同分区，一系列冠状位及矢状位喉病理大体切片将被用来识别和讨论肿瘤扩散的类型。为了判断和讨论肿瘤的生长模式，现针对喉的不同分区，采用一系列冠状及矢状位的喉病理大体切片进行观察。

软骨的浸润

　　喉软骨的骨化部位最容易被肿瘤浸润。骨化部分可被脂肪组织及富血管的造血组织所填充，因此不能对肿瘤的扩散起到阻挡作用。而透明软骨因组织结构致密，且缺乏血管，所以具有相当强的阻挡作用。

　　人类的软骨通常从 30 岁开始骨化。骨化多发生在韧带、膜性结构及肌肉的附着点，一般是应力刺激的结果。在这些部位，软骨膜的屏障作用消失，且富含血管网络。

　　最重要的软骨侵犯位点：①前联合腱所附着的甲状软骨角的内面；②环甲膜附着处对应的软骨部；③甲状软骨板前份声带肌的起始处附近；④邻近梨状窝的甲状软骨板后缘；

⑤环杓关节囊。

二、声门上型喉癌

声门上型喉癌的原发部位并不容易确认，通常在确诊时肿瘤已经发展到黏膜广泛受累，在黏膜表面及浸润深度方面都可能存在不对称的扩散。通常在确诊时，仅有不到1/4的病例中肿瘤侵犯了喉的一个分区，而另外3/4的病例中，肿瘤通常侵犯了两个甚至更多的分区。根据原发部位的不同，声门上型喉癌有不同的分类方法。笔者采取了一种简单的分类方法，将声门上型喉癌分成了中间型（对称或不对称发展）、侧方型及临界型。

声门上型喉癌倾向于通过黏膜下的间隙长期潜伏生长，晚期才会向声门区扩散，仿佛两个亚区间有一种屏障。实际上，在喉前庭肿瘤发生的初期，通常肿瘤扩散在中间部位时会被声韧带所阻隔，在两侧被喉室阻隔。肿瘤一般向局部浸润至声门旁间隙，如同肿瘤血管增生性的膨胀性生长。除了中间型的声门上型喉癌，该类声门上型肿瘤在早期即可侵犯至声带前联合前上方会厌柄部，或向两侧的喉室侵犯，在其他类型的声门上型喉癌，声门区的侵犯通常只发生在肿瘤进展期。

（一）对称发展的中间型声门上型喉癌

这一类型的肿瘤起源于会厌喉面的中间部位（图12-1），并且向各个方向对称性发展。在肿瘤进展期，可累及室带及杓会厌襞。在超过2/3的病例中，肿瘤早期就会通过会厌孔侵犯会厌前间隙（图12-2），破坏会厌或包绕会厌缘。肿瘤通过侵犯会厌前间隙，可以进一步侵犯舌骨会厌韧带从而累及相邻口咽区域的会厌谷及舌根部（图12-3），尤其一些创伤

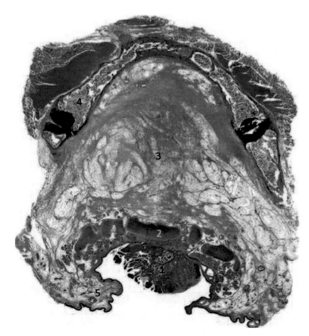

图12-1　对称发展的中间型声门上型喉癌（轴位低倍切片）。1.沿会厌喉面表面扩散的肿瘤；2.会厌；3.会厌前间隙；4.舌骨；5.杓会厌襞

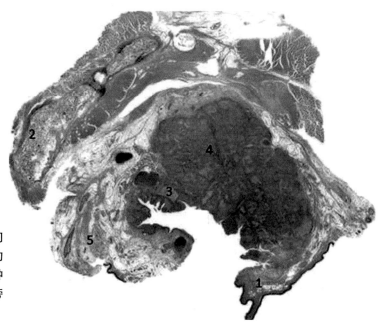

图 12-2　进展期的中间型声门上型喉癌（轴位低倍切片）。1.杓会厌襞；2.舌骨；3.会厌；4.肿瘤累及会厌前间隙；5.声门旁上间隙

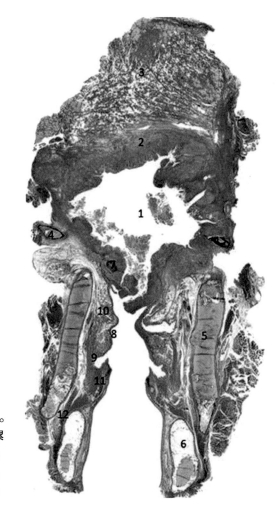

图 12-3　多区域的声门上型喉癌（冠状位低倍切片）。1.多区域进展扩散的声门上喉癌通过舌骨会厌韧带累及会厌前间隙、声门旁间隙和口咽；2.舌后区域；3.舌；4.舌骨；5.甲状软骨；6.环状软骨；7.会厌；8.室带；9.喉室；10.声门旁上间隙；11.声带；12.环甲间隙

较小的功能保全手术治疗时，可致肿瘤向口咽的舌侧淋巴引流系统转移。约 25% 的病例中存在淋巴结转移，通常是晚期而且是双侧转移。在进展期，肿瘤通常侵犯声门旁上间隙，这也意味着肿瘤在黏膜表面和深部浸润的不一致。在肿瘤侵犯两侧室带前部联合处，相当于会厌根部或甲状会厌韧带处的病例中，约 5% 的病例存在甲状软骨受累（图 12-4）。

（二）不对称进展的中间型声门上型喉癌

侵犯会厌正中部与一侧室带间喉角（图 12-5）的肿瘤是最常见的声门上型喉肿瘤（约占病例的 50%）。在超过 90% 的病例中，此类肿瘤早期即可侵犯喉前庭黏膜下的膜性结构，这意味着肿瘤在黏膜表面与向深部浸润的程度是不一致的，而后者范围通常大于前者（图 12-6）。由于这类肿瘤位于会厌前间隙与声门旁上间隙交界处的特殊解剖位置，既可以向下方又可向前方发展。肿瘤向前上发展可侵犯会厌前间隙（图 12-7），通常伴有会厌侧缘的破坏（图 12-8）。在一些病例中，肿瘤通过侵犯会厌前间隙可以进一步累及相邻口咽区域的会厌谷及舌根部。第二种常见的扩散方向是向下后方生长，通常侵犯声门旁上间隙及杓状软骨区域。如果肿瘤的扩散超过喉室侧角（lateral angle of Morgagni's ventricle），则通常会伴有甲状软骨的侵犯（图 12-9），有时也会累及梨状窝内侧壁。在这些病例中，约 50% 伴有淋巴结转移，而且多是同侧淋巴结转移。

（三）侧方型声门上型喉癌

此类肿瘤发生在室带（ventricular fold）黏膜表面，相当于方形膜区及喉室（图 12-10）。通常肿瘤生长的表面像"地毯表面"一样，在 50% 病例中，肿瘤侵犯声门旁上间隙。

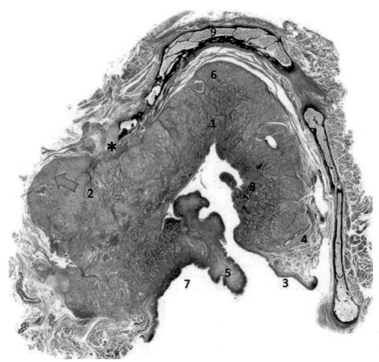

图 12-4　多区域的声门上型喉癌（轴位低倍切片）。1. 喉前庭肿瘤在喉前庭的广泛扩散累及舌骨（＊）及甲状软骨侧板；2. 侧方喉外扩散；3. 室带；4. 声门旁上间隙；5. 杓会厌襞；6. 会厌前间隙；7. 梨状窝；8. 会厌；9. 舌骨（箭头表示癌症浸润）

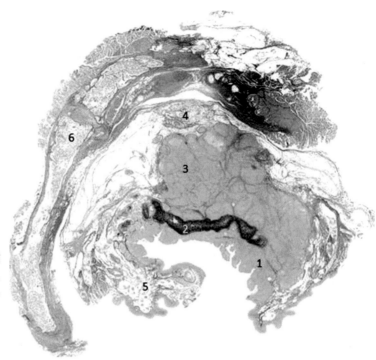

图 12-5 腹外侧型声门上型喉癌(喉角肿瘤)(轴位低倍切片)。1. 室带与会厌间的角落区；2. 会厌；3. 肿瘤累及会厌前间隙；4. 会厌前间隙；5. 杓会厌襞；6. 舌骨

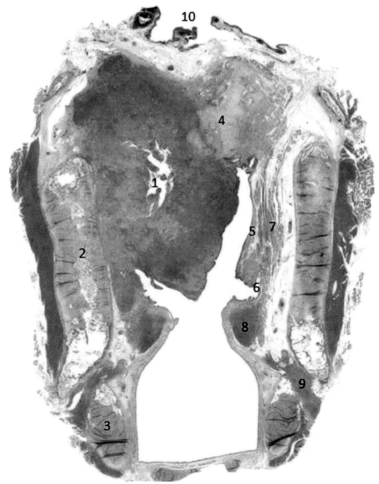

图 12-6 腹外侧型声门上型喉癌（喉角肿瘤 ）（冠状位低倍切片 ）。1. 通过侵犯方形膜和会厌前间隙从而累及声门旁间隙的进展期侧方型声门上型喉癌；2. 甲状软骨；3. 环状软骨；4. 会厌；5. 室带；6. 喉室；7. 声门旁上间隙；8. 声带；9. 环甲间隙；10. 会厌谷

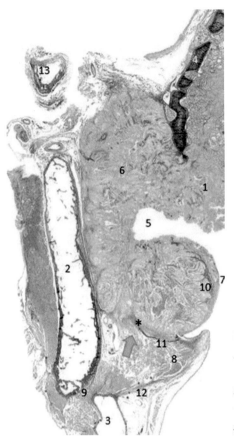

图 12-7 腹外侧型声门上型喉癌（冠状位低倍切片）。1. 累及声门旁上间隙及喉室的进展期腹外侧型声门上型喉癌，声门 - 声门上交界处（＊）；2. 甲状软骨；3.环状软骨；4.会厌；5.喉室；6.声门旁上间隙；7.室带；8.声带；9.环甲间隙；10.方形膜；11.室韧带；12.弹性圆锥；13.舌骨（箭头示癌症浸润）

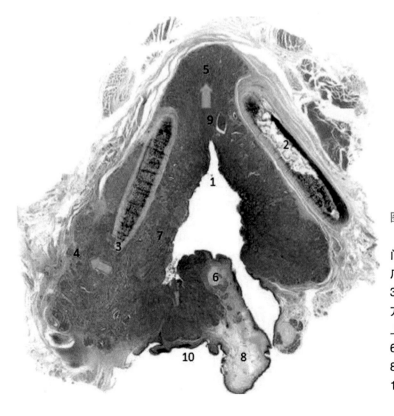

图 12-8 多区域声门上型喉癌（轴位低倍切片）。1.伴有声门旁间隙受累的声门上型喉癌广泛累及喉前庭；2.甲状软骨；3.甲状软骨侧板受累；4.向侧方喉外扩散；5.通过甲状软骨上切迹前方、向正中喉外扩散；6.室带；7.声门旁间隙上方；8.杓会厌襞；9.会厌前间隙；10.梨状窝（箭头示癌症浸润）

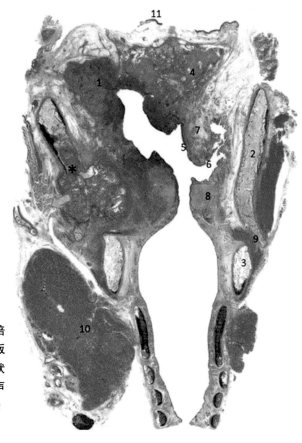

图 12-9　腹外侧型声门上型喉癌（冠状位低倍切片）。1.侵犯声门旁上间隙和甲状软骨侧板的进展期腹外侧型声门上型喉癌（＊）；2.甲状软骨；3.环状软骨；4.会厌；5.室带；6.喉室；7.声门旁上间隙；8.声带；9.环甲间隙；10.甲状腺；11.会厌谷（箭头示癌症浸润）

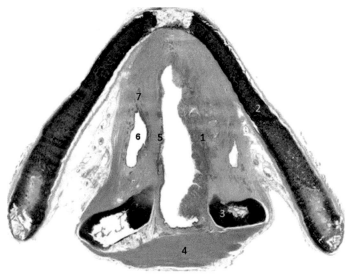

图 12-10　侧方型声门上型喉癌（轴位低倍切片）。1.沿表面扩散的侧方型声门上型喉癌通过方形膜微侵犯声门旁上间隙；2.甲状软骨；3.杓状软骨；4.杓间肌；5.室带；6.喉室；7.声门旁上间隙

晚期肿瘤会侵犯喉前庭的中间区域。约 1/3 的病例可出现淋巴结转移，一般是同侧。

　　喉室肿瘤并没有统一的标准来定义。事实上有些学者用喉室小囊（ventriculosaccular）作为跨声门的同义词来定义它，另外一些学者则认为它是一种独立的肿瘤，起源于喉室表面的黏膜（图 12-11）。原发于喉室黏膜的肿瘤是非常少见的，因为喉室表面覆盖的呼吸系统柱状纤毛上皮很少发生鳞状化生。这类少见的肿瘤通常仅发生于喉室区域，有时是伴随着喉室小囊扩张引起的继发性喉气囊肿（larynogocele），此类肿瘤可能来源于喉室黏膜鳞状化生区或声带上表面与喉室底部的交界处。

（四）临界型声门上型喉癌

此类肿瘤起源于喉前庭的边缘区域，包括会厌游离缘、杓会厌襞及杓状软骨尖。起源于会厌游离缘的肿瘤可能向会厌舌面、口咽区域的会厌谷及会厌喉面扩散。

起源于杓会厌襞的肿瘤（图12-12，图12-13）通常向梨状窝内侧壁黏膜或向"三皱襞区"

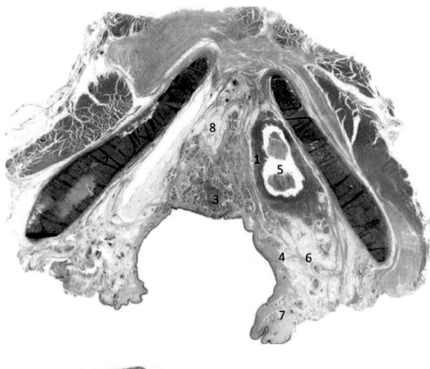

图12-11　喉室型声门上型喉癌（喉室小囊癌）（轴位低倍切片）。1.沿表面扩散的喉室癌伴有声门旁间隙微侵犯；2.甲状软骨；3.会厌柄；4.室带；5.喉室；6.声门旁上间隙；7.杓会厌襞；8.会厌前间隙

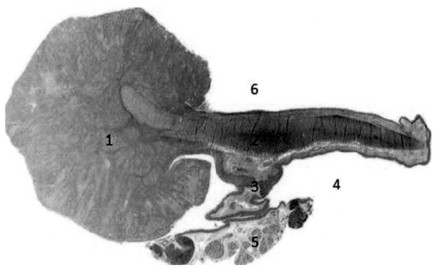

图12-12　临界型声门上型喉癌（轴位低倍切片）。1.会厌游离缘和杓会厌襞的外生型癌；2.会厌；3.舌会厌正中襞；4.会厌谷；5.舌后区域；6.会厌喉面

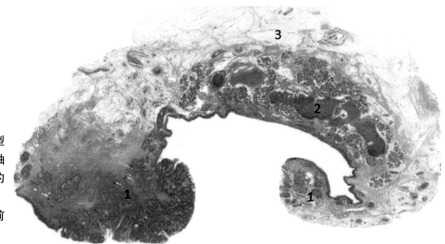

图 12-13 临界型声门上型喉癌（轴位低倍切片）。1.杓会厌襞外生型癌；2.会厌；3.会厌前间隙

生长，包括杓会厌襞、舌会厌襞及咽会厌襞。

起源于杓状软骨尖的肿瘤可能向梨状窝内侧壁、杓后区扩散，很少向室带及杓会厌襞扩散。

三、声门型喉癌

声门型喉癌（图 12-14）通常起源于声带前份。在早期，肿瘤侵犯声带游离缘，由于声带淋巴管稀少，所以早期淋巴结转移率很低。后期，肿瘤浸润声带肌（甲杓肌）和声门旁下间隙，并可以向上下方向及侧方扩散。

（一）局限于声门区的声门型喉癌

早期，位于声带前中 1/3 的肿瘤被局限于黏膜层、任克间隙（Reinke's space）及其下的甲杓肌肌纤维层。偶尔，声门型肿瘤起源于声带后 1/3（图 12-15），这类肿瘤早期就会侵犯杓状软骨的声带突，有时也会侵犯环杓关节。肿瘤周围通常有异型增生和原位癌。原发于前联合的声门型肿瘤（图 12-16），早期便会侵犯双侧声带，并且很容易累及甲状软骨角内面（图 12-17），尽管有时原发肿瘤直径很小（图 12-18）。晚期肿瘤会向深处累及甲杓肌并侵犯声门旁下间隙（图 12-19），并且通常也会在喉腔内呈外生性生长。超过 85% 的病例仅单侧声带受累，约有 10% 的病例累及前联合，仅有少于 5% 的病例累及对侧声带。

（二）累及声门下区的声门型喉癌

此类病例中，肿瘤会向下方扩散，侵犯声韧带、声带下表面而达到声门下前外侧区域（图 12-20）。早期，肿瘤侵犯声门旁下间隙，并且由于在前外侧受到甲状软骨膜的屏障作用限制了其向前外侧的侵犯，而下内侧受到弹性圆锥限制。此期，肿瘤被迫向下生长累及声

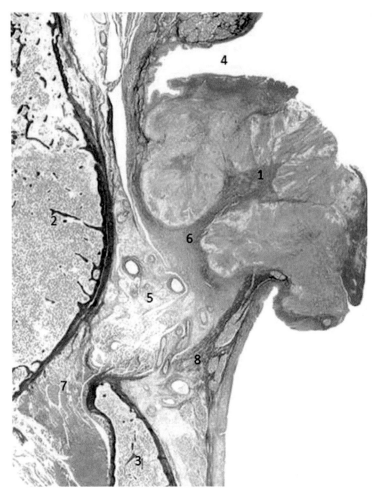

图 12-14　声门型喉癌（冠状位低倍切片）。1. 来源于声带游离缘的局部扩散型声门型喉癌累及甲杓肌；2. 甲状软骨；3. 环状软骨；4. 喉室；5. 声门旁下间隙；6. 声带；7. 环甲间隙；8. 弹性圆锥

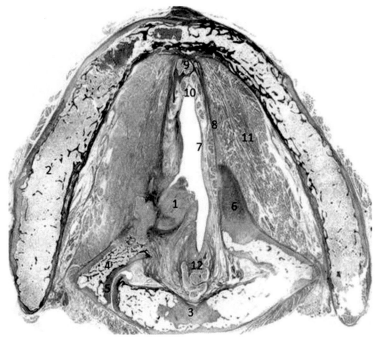

图 12-15　声门型喉癌（轴位低倍切片）。1. 来源于声带后 1/3 游离缘的声门型喉癌；2. 甲状软骨；3. 环状软骨；4. 杓状软骨；5. 环杓关节；6. 杓状软骨声带突；7. 声带；8. 声韧带；9. 前联合腱；10. 前联合；11. 甲杓肌；12. 后联合

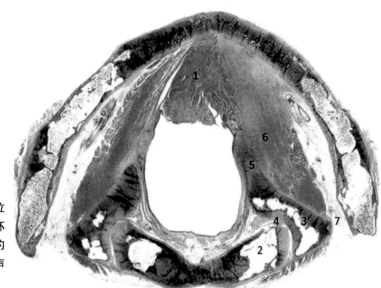

图 12-16　声门型喉癌（轴位低倍切片）。1.前联合癌；2.环状软骨；3.杓状软骨；4.环杓关节；5.杓状软骨声带突；6.声带；7.环甲间隙

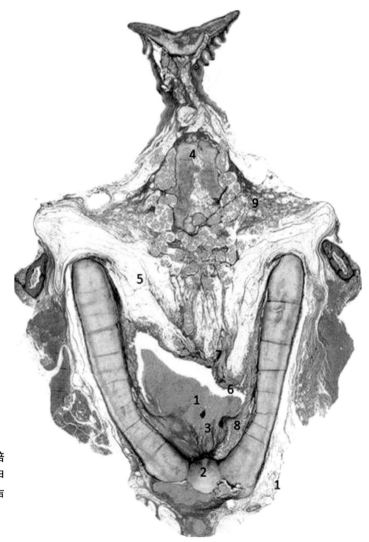

图 12-17　前联合癌（冠状位低倍切片）。1.进展期前联合癌；2.甲状软骨；3.前联合腱；4.会厌；5.声门旁上间隙；6.室带；7.方形膜；8.弹性圆锥；9.会厌前间隙

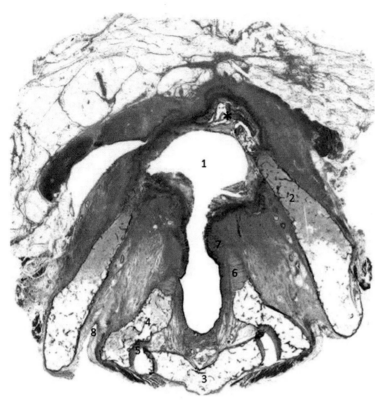

图 12-18　前联合癌（轴位低倍切片）。1. 前联合癌伴有甲状软骨侵犯及喉外扩散（＊）；2. 甲状软骨；3. 环状软骨；4. 杓状软骨；5. 环杓关节；6. 杓状软骨声带突；7. 声带；8. 环甲间隙

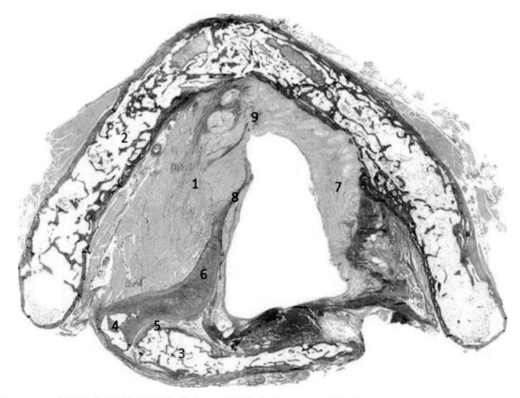

图 12-19　声门型喉癌（轴位低倍切片）。1. 进展期声带癌；2. 甲状软骨；3. 环状软骨；4. 杓状软骨；5. 环杓关节；6. 杓状软骨声带突；7. 声带；8. 声韧带；9. 前联合

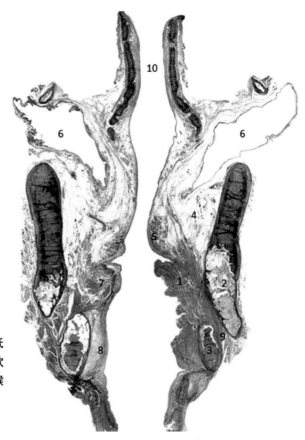

图 12-20　累及声门下的声带癌（冠状位低倍切片）。1. 累及声门下的声带癌；2. 甲状软骨；3. 环状软骨；4. 声门旁间隙；5. 室带；6. 喉气囊肿；7. 声带；8. 声门下；9. 环甲间隙；10. 会厌

门下区。晚期，肿瘤侵犯环甲间隙并可能侵犯环甲膜进而向喉外扩散。在大部分病例中，肿瘤侵犯环甲间隙可合并甲状软骨板下缘受累。在约 50% 的病例中，肿瘤累及前联合和前联合下的声门下区，且肿瘤累及软骨、环甲膜及向前外侧喉外结构侵犯的风险很高（图 12-21）。

（三）累及声门上区的声门型喉癌

根据肿瘤的生长方式，此类肿瘤被划分为限制型和广泛型纵向扩散。

对于限制型纵向扩散至声门上区的声门型喉癌，肿瘤会沿着固有层的黏膜扩散并伴有声门旁间隙的微扩散，它们通常侵犯至喉室及喉室小囊，但很少通过杓状软骨累及室带，以及通过会厌根部累及会厌。仅有很小比例的肿瘤累及声带前联合甚至沿着声带表面累及对侧声带。

对于广泛型纵向扩散至声门上区的声门型喉癌，通常有两种扩散途径，包括通过前联合和通过声门旁间隙扩散。对于第一种扩散方式，肿瘤沿着声带前联合扩散并侵犯甲状会厌韧带，向会厌前间隙的尾侧及声门旁上间隙侵犯。在大多数病例中，来源于声带前中 1/3 的肿瘤将快速累及喉室固有层，以及大部分被声带肌占据的声门旁下间隙。在这些病例中（图 12-22），由于甲状软骨板的阻挡作用，肿瘤向上扩散至声门旁上间隙（图 12-23），部分情况下，肿瘤不会侵犯室带的黏膜层。在一些病例中，肿瘤向上方扩散时，喉室的作用是决定性的，尤其对那些起源于声带上缘的肿瘤，这些肿瘤通常早期即累及喉室

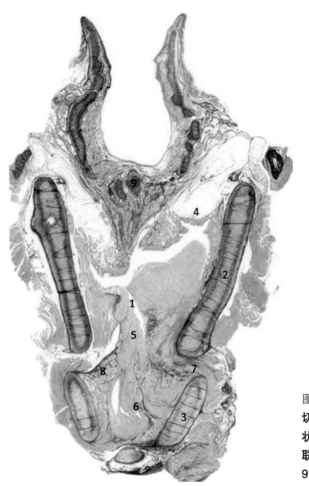

图 12-21　累及声门下的声带癌（冠状位低倍切片）。1. 声带癌广泛累及声门下区前份；2. 甲状软骨；3. 环状软骨；4. 声门旁上间隙；5. 前联合；6. 声门下区；7. 环甲间隙；8. 弹性圆锥；9. 会厌

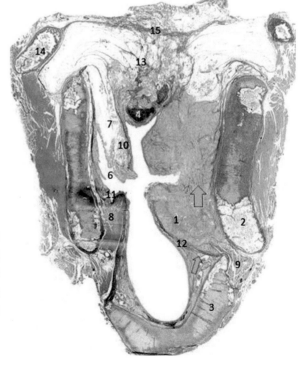

图 12-22　累及声门上的声带癌（冠状位低倍切片）。1. 累及声门旁上间隙、室带及喉室的进展期声带癌（贯声门癌）；2. 甲状软骨；3. 环状软骨；4. 会厌；5. 喉室；6. 声门旁上间隙；7. 室带；8. 声带；9. 环甲间隙；10. 方形膜；11. 室韧带；12. 弹性圆锥；13. 会厌前间隙；14. 舌骨；15. 舌骨会厌韧带（箭头示癌症浸润）

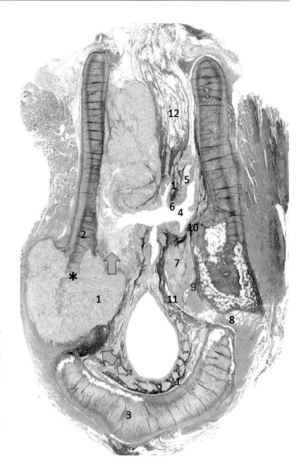

图 12-23　累及声门上的声带癌（冠状位低倍切片）。1. 累及声门旁上间隙、室带及喉室的进展期声带癌（贯声门癌），环甲间隙和甲状软骨受累；2. 甲状软骨（*）；3. 环状软骨；4. 喉室；5.声门旁上间隙；6.室带；7.声带；8. 环甲间隙；9. 方形膜；10. 室带；11. 弹性圆锥；12. 会厌前间隙（箭头示癌症浸润）

底部及喉室入口（图 12-24）。对于在喉室内扩散的肿瘤，肿瘤通常会侵犯喉室壁并向声门旁上间隙扩散。在一些病例中，肿瘤包绕了喉室的起始部位，并通过瓣膜作用形成了继发性喉气囊肿。

（四）贯声门癌

　　沿着喉室轴向上方和下方扩散的进展期声门肿瘤（图 12-25，图 12-26）意味着有大量的肿瘤组织，很难确认肿瘤的原发部位，或者可以定义此为声门肿瘤扩散至声门上区。

四、声门下型喉癌

　　肿瘤是否原发于声门下区是需要确认的。事实上，如果认为原发于声带下表面的肿瘤是声门型肿瘤，并排除了向声门下区扩散的声门型肿瘤，则于声门下区的原发性肿瘤非常少见（图 12-27），在那些怀疑是声门下型肿瘤的病例中，确诊比例不到1%。通常声门下型肿瘤的扩散与转移方式更像是气管肿瘤。它们早期即可累及环状软骨及环甲膜而向喉外扩散。

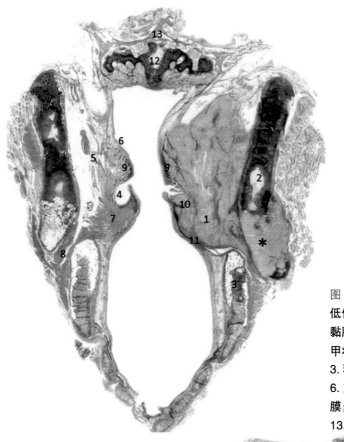

图 12-24　累及声门上的声带癌（冠状位低倍切片）。1. 累及声门旁上间隙的室带黏膜完整的进展期声带癌，累及环甲间隙、甲状软骨（＊），喉外扩散；2. 甲状软骨；3. 环状软骨；4. 喉室；5. 声门旁上间隙；6. 室带；7. 声带；8. 环甲间隙；9. 方形膜；10. 室带；11. 弹性圆锥；12. 会厌；13. 会厌前间隙

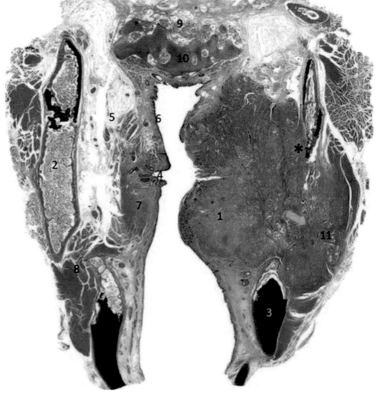

图 12-25　贯声门癌（冠状位低倍切片）。1. 进展期声带癌累及声门旁上间隙、室带及喉室，累及环甲间隙和甲状软骨（＊）；2. 甲状软骨；3. 环状软骨；4. 喉室；5. 声门旁上间隙；6. 室带；7. 声带；8. 环甲间隙；9. 会厌前间隙；10. 会厌；11. 侧方喉外扩散（箭头示癌症浸润）

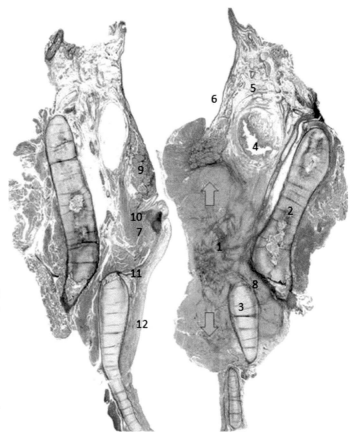

图 12-26　贯声门癌（冠状位低倍切片）。1. 进展期声带癌累及声门、声门旁上间隙、室带、喉室及声门下；2. 甲状软骨；3. 环状软骨；4. 喉室；5. 声门旁上间隙；6. 室带；7. 声带；8. 环甲间隙；9. 方形膜；10. 室韧带；11. 弹性圆锥；12. 声门下区（箭头示癌症浸润）

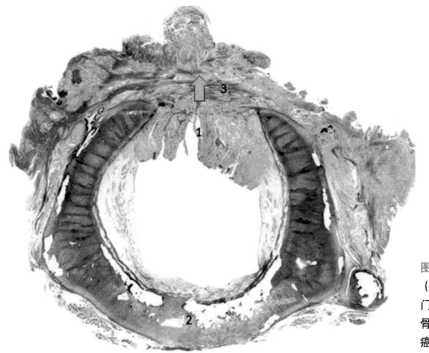

图 12-27　声门下型癌（轴位低倍切片）。1. 声门下前方癌；2. 环状软骨；3. 环甲膜（箭头示癌症浸润）

五、喉外癌

喉外癌包括下咽肿瘤及口咽下部的肿瘤（会厌谷，舌后区，包括三个襞的口咽下侧壁），可累及喉的不同区域且外科治疗可能涉及喉切除术。

（一）下咽癌

下咽被分为三个亚区：梨状窝、下咽后壁及环后区。

梨状窝癌（图 12-28，图 12-29）是最常见的下咽肿瘤。早期其可通过三个途径累及喉的组织结构：①向前侧累及声门旁间隙及舌甲状会厌区域；②向后方、下方累及环甲关节、喉的后部及食管入口；③最终累及喉室侧壁。在梨状窝癌中，如果声带固定则意味着环杓复合体或杓间肌受累，仅有很少的病例存在喉返神经受累。

对于环后癌（图 12-30），肿瘤向上下方向扩散从而累及声门旁间隙及食管入口。对于下咽后壁癌，肿瘤的扩散首先累及梨状窝侧壁、甲状软骨板及喉的黏膜下组织。

（二）舌会厌区域癌

舌会厌区域包括①会厌谷；②舌根；③三皱襞区。

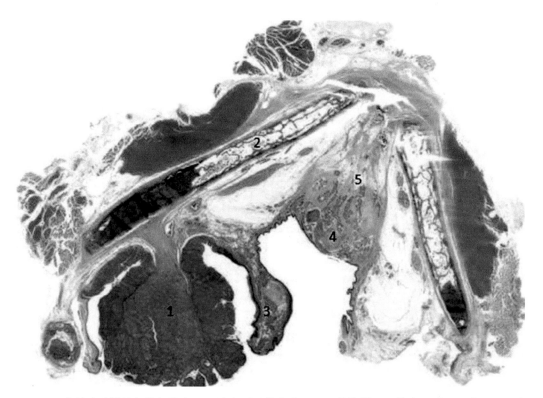

图 12-28　喉外癌（轴位低倍切片）。1. 外生型梨状窝癌；2. 甲状软骨；3. 杓会厌襞；4. 会厌；5. 会厌前间隙

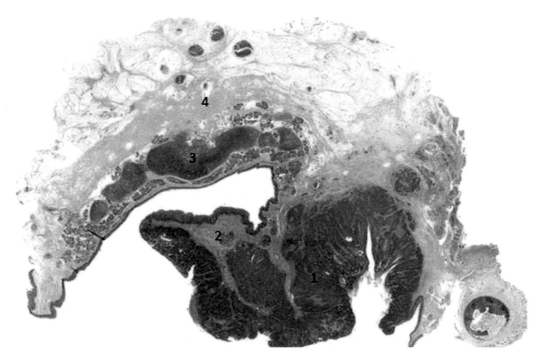

图 12-29 喉外癌（轴位低倍切片）。1.进展期梨状窝癌；2.杓会厌襞；3.会厌；4.会厌前间隙

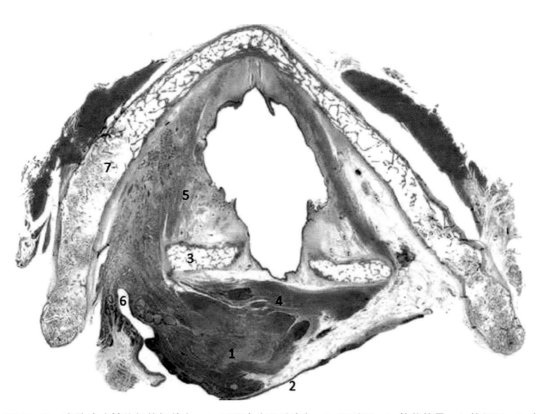

图 12-30 喉外癌（轴位低倍切片）。1.下咽癌（环后癌）；2.环后区；3.杓状软骨；4.杓间肌；5.声门旁下间隙；6.梨状窝；7.甲状软骨

　　会厌谷肿瘤（图 12-31）早期的扩散会被舌骨会厌韧带所限制，导致肿瘤向前侧的舌根及后方的会厌舌面扩散。后期，肿瘤累及舌骨会厌韧带进而侵犯会厌前间隙，从而累及喉的间隙并可能破坏会厌。

　　舌根肿瘤（图 12-32）的早期扩散会累及舌内、外肌并进一步累及口腔的肌肉。颏棘、舌骨体及会厌形成的扇形结构中，颏舌肌受累将导致肿瘤早期侵犯舌体和口底。晚期，由于缺少解剖学上的界线，将导致肿瘤侵犯会厌谷及口咽－喉结构。无论肿瘤的发展处于何种阶段，超过 50% 的舌会厌区域的肿瘤，在诊断阶段即已经发生早期淋巴结转移，而且通常是双侧转移。

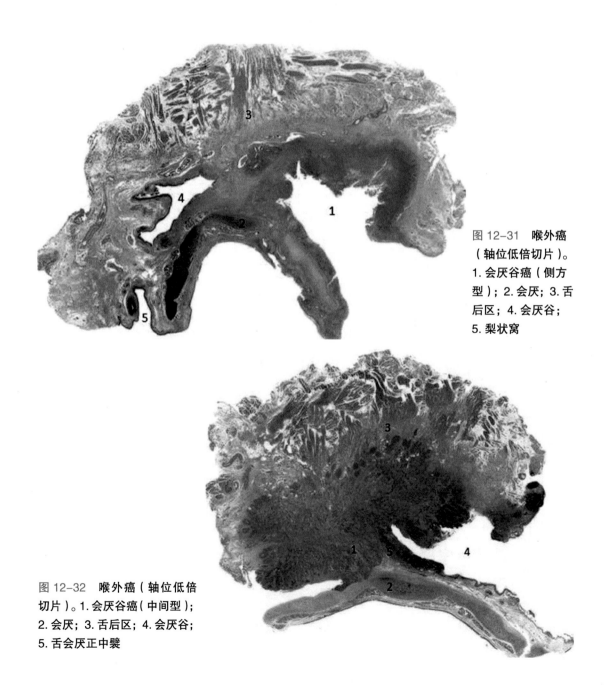

图 12-31　喉外癌（轴位低倍切片）。1. 会厌谷癌（侧方型）；2. 会厌；3. 舌后区；4. 会厌谷；5. 梨状窝

图 12-32　喉外癌（轴位低倍切片）。1. 会厌谷癌（中间型）；2. 会厌；3. 舌后区；4. 会厌谷；5. 舌会厌正中襞

三皱襞区的肿瘤倾向于侵犯喉与咽的连接处（图 12-33）。

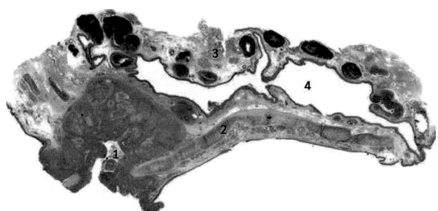

图 12-33　喉外癌（轴位低倍切片）。1. 三皱襞区癌（杓会厌襞、舌会厌襞及咽会厌襞）；2. 会厌；3. 舌后区；4. 会厌谷

关键内容

　　喉癌增殖的细胞形成了复合性的瘤体，但依然有其组织学结构。因为与健康喉组织间的相互作用，瘤体的进展变得非常混乱，肿瘤的生长状况与进展方向取决于喉腔内结构的"强弱力量对比"。

（张奥博　译）

参考文献

1.Carlon G（1990）Il carcinoma della laringe. Dalla patologia alla clinica. Piccin, Padova

2.Carlon G, Della Libera D, Dei Tos AP（1990）A whole organ sectioning method for histologic examination of laryngeal and hypopharyngeal specimens. In: Sacristan T（ed）Otolaryngology, head and neck surgery. Kugler & Ghedini, Amsterdam, pp 2367 - 2371

3.Beitler JJ, Mahadevia PS, Silver CE, Wadler S, Rubin JS, Bello JA, Mitnik RJ, Vikram B（1994）New barriers to ventricular invasion in paraglottic laryngeal cancer. Cancer 15（73）:2648 - 2652

4.Bryce DP, van Nostrand AW, Brodarec I（1983）Growth and spread of laryngeal cancer. Adv Otorhinolaryngol 29:9 - 23

5.Lam KH（1983）Extralaryngeal spread of cancer of the larynx: a study with whole-organ sections. Head Neck Surg 5:410 - 424

6.Lam KH, Wong J（1983）The preepiglottic and paraglottic spaces in relation to spread of carcinoma of the larynx. Am J Otolaryngol 4:81 - 91

7.Cleri LH（1944）The preepiglottic space-its relation to carcinoma of the epiglottis. Trans Amer Laryng Rhinol Otol Soc 11:127 - 131

8.Dayal VS, Bahri H, Stone PC（1972）Pre-epiglottic space. An anatomic study. Arch Otolaryngol 95:130 - 133

9.Kirchner JA, Som ML（1971）Clinical and histological observations on supraglottic cancer. Ann Otol（St Louis）80:638 - 646

10. McDonald TJ, Desanto LW, Weiland LH（1976）Supraglottic larynx and its pathology as studied by whole laryngeal sections. Laryngoscope（St Louis）86:635–648

11. Meyer-Breiting E（1984）Squamous cell carcinomas of the anterior wall of the larynx. In: Wigand ME, Steiner W, Steli PM（eds）Functional partial laryngectomy conservation surgery for carcinoma of the larynx. Springer, Berlin, pp 140–143

12. Micheau C, Luboinski B, Lanchi P, Cachin Y（1978）Relationship between laryngocele and laryngeal carcinomas. Laryngoscope（St Louis）88:680–688

13. Micheau C, Leonardelli GB, Gérard-Marchant R, Cachin Y（1973）Modalités d'envahissement des tumeurs du vestibule larynge: aspects histopathologiques et statistiques. Nuovo Arch Ital Otol 1:279–291

14. Sessions DG, Ogura JH（1976）Classification of laryngeal cancer. In: Alberti PW, Bryce DP（eds）Workshops from the centennial conference on laryngeal cancer. Appleton-Century-Crofts, New York, pp 83–89

15. Olofsson J（1976）Growth and spread of laryngeal carcinoma. In: Alberti WP, Bryce DP（eds）Workshops from the centennial conference on laryngeal cancer. Appleton-Century-Crofts, New York, pp 40–53

16. Kirchner JA（1977）Two hundred laryngeal cancers: patterns of growth and spread as seen in serial sections. Laryngoscope（St Louis）87:474–482

17. Broyles EN（1943）The anterior commissure tendon. Ann Otol Rhinol Laryngol 52:342–345

18. Kleinsasser O, Glanz H（1982）Microcarcinoma and microinvasive carcinoma of the vocal cords. Clin Oncol 1:479–487

19. Andrea M（1981）Vasculature of the anterior commissure. Ann Otol Rhinol Laryngol 90:18–20

20. Freelanci AP, Van Nostrand P（1976）The applied anatomy of the anterior commissure and subglottis. In: Alberti PW, Bryce DP（eds）Workshops from the centennial conference on laryngeal cancer. Appleton-Century-Crofts, New York

21. Bagatella F, Bignardi L（1981）Morphological study of the laryngeal anterior commissure with regard to the spread of cancer. Acta Otolaryngol 92:167–171

22. Kirchner JA, Fischer JJ（1976）Anterior commissure cancer-a clinical and laboratory study of 39 cases. In: Alberti PW, Bryce DP（eds）Workshops from the centennial conference on laryngeal cancer. Appleton-Century-Crofts, New York, pp 645–651

23. Barbosa MM, Araujo VJ, Boasquevisque E, Carvalho R, Romano S, Lima RA, Dias FL, Salviano SK（2005）Anterior vocal commissure invasion in laryngeal carcinoma diagnosis. Laryngoscope 115（4）:724–730

24. Andrea M, Guerrier Y（1981）The anterior commissure of the larynx. Clin Otolaryngol 6:259–264

25. Bagatella F, Bignardi L（1983）Behavior of cancer at the anterior commissure of the larynx. Laryngoscope（St Louis）93:353–356

26. Della Libera D, Bittesini L, Falconieri G（1997）Anterior commissure involvement in glottic laryngeal carcinoma. In: Advances in laryngology in Europe. Proceedings of the first scientific conference of the European Laryngological Society. Elsevier Science B.V, pp 355–357

27. Harrison DF（1971）The pathology and management of subglottic cancer. Ann Otol 80:6–12

28. Steli PM, Gregory I, Watt J（1980）Morphology of the human larynx. II. The subglottis. Clin Otolaryngol Allied Sci 5:389–395

29. Olofsson J（1976）Specific features of laryngeal carcinoma involving the anterior commissure and subglottic region. In: Alberti PW, Bryce DP（eds）Workshops from the centennial conference on laryngeal cancer. Appleton-Century-Crofts, New York, pp 626–644

30. Lund WS（1976）Classification of subglottic tumors and discussion of their growth and spread. In: Alberti WP, Bryce DP（eds）Workshops from the centennial conference on laryngeal cancer. Appleton-Century-Crofts, New York

第 13 章

喉癌的内镜检查、影像和手术选择

特别提示

喉肿瘤的生长情况在很大程度上取决于发病部位及转移的途径。一些结构如肌腱和软骨，在一定范围内"限制"了肿瘤的转移。而另一些结构，如上皮组织、脂肪组织和腺体组织则比较容易转移。因此，对喉解剖和肿瘤转移的认知是掌握功能性喉手术的基础。

【重要的解剖结构及名词】方形膜，弹性圆锥，前联合腱，内镜下激光手术，声门上水平喉部分切除术，环状软骨上喉部分切除术，全喉切除术，甲状软骨，前联合，喉前淋巴结，会厌前间隙，声门旁上间隙，声门旁下间隙，环杓关节，环杓外侧间隙，环杓前间隙，声门下，环杓单元。

一、喉腔形态解剖[*]

从形态解剖学观点看，喉由外部软骨支架、纤维韧带及关节连接而成。喉内部有弹性支架，其表面覆盖黏膜，位于声门上的黏膜称为方形膜，位于声门及声门下的部分被称为弹性圆锥。喉弹性支架在某些区域软骨化并构成了会厌软骨、楔形软骨、小角软骨及杓状软骨的声带突。喉黏膜由纤毛上皮和固有层组成，位于弹性支架的表面，喉黏膜下层位于弹性支架和软骨骨架之间。内部和外部支架可以在某些部位明显融合，如前联合和声带，从而使得黏膜下层变薄甚至消失（图 13-1）。

在冠状面，黏膜下层呈沙漏状，在声门下和声门上分布丰富，但声门水平几乎没有。它相当于声门旁间隙，富含疏松结缔组织、腺体和淋巴管。声门旁间隙包括：

---

[*] 本章所有喉部 MRI 图像均来自布雷西亚大学放射科（R. Maroldi, M. Ravanelli）。

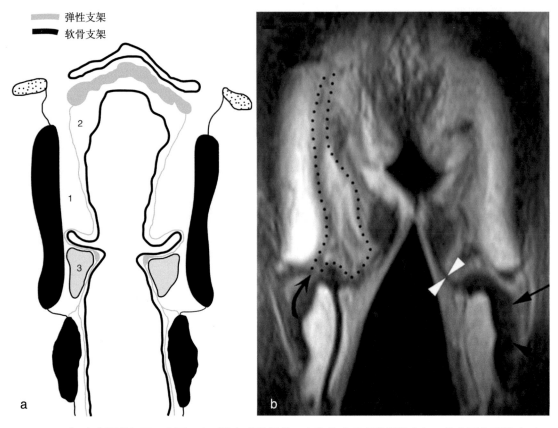

图 13-1　（a）喉冠状切面示意图：方形膜和弹性圆锥，它们构成了喉的弹性支架，其表面为黏膜（1），弹性支架与软骨支架之间为黏膜下层（2）和声带肌（3）。（b）喉 MRI：冠状位 T_2 加权序列。声门旁脂肪间隙用虚线表示。声门旁下间隙延伸至环状软骨和甲状软骨之间的出口（黑色弯箭）通向喉外；弹性圆锥（白色箭头）从真声带的下缘延伸到环状软骨的上缘；环甲肌（黑色直箭）

　　1. 会厌前间隙（会厌前）。

　　2. 声门旁上间隙（室带水平）。

　　3. 声门旁下间隙（声带水平）。

　　上述解剖间隙相互连通，也有弹性纤维增厚区或"瓶颈"区的存在，如前联合的 Broyle 肌腱，都会影响肿瘤扩散的路径（图 13-2）。

　　在矢状位切面，可以明显看到的是会厌，其为一个插入四方膜内的软骨（图 13-3）。

　　在声门水平，声带肌本身可能造成声门旁下间隙定义的混乱。Tucker 界定声门旁下间隙是这样的：前外侧以甲状软骨为界，下内侧以弹性圆锥为界，背侧以梨状窝为界，由此可见声带肌位于声门旁下间隙内。相反，Carlon 定义这个间隙位于喉内（室带和声带）平行结构的外侧。大多其他学者也认为声门旁下间隙是位于声带肌外侧的薄层疏松结缔组织，这是目前最广为接受的解释，这一认识也与 pT3 声门型喉癌分期一致，因为当肿瘤扩散至该间隙时可导致声带固定（图 13-4）。

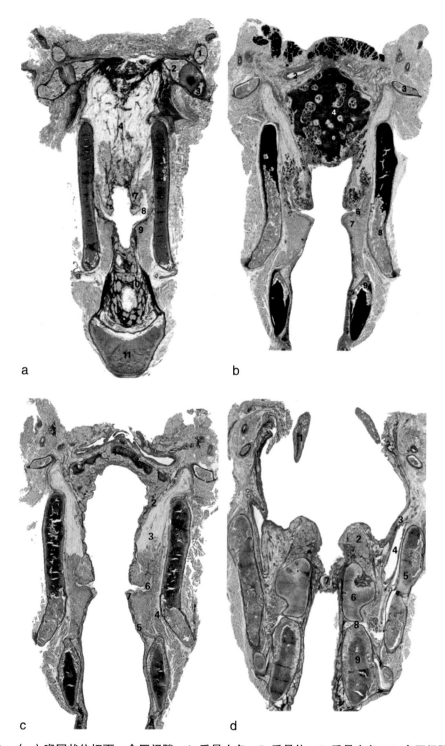

图 13-2 （a）喉冠状位切面：会厌间隙。1. 舌骨小角；2. 舌骨体；3. 舌骨大角；4. 会厌间隙；5. 甲状舌骨膜；6. 甲状软骨；7. 室带；8. 喉室；9. 声带；10. 弹性圆锥；11. 环状软骨弓。（b）喉冠状位切面：会厌。1. 舌根；2. 会厌谷；3. 舌骨大角；4. 会厌；5. 室带；6. 喉室；7. 声带；8. 甲状软骨；9. 环状软骨。（c）喉冠状位切面：声门和声门旁间隙。1. 会厌；2. 方形膜；3. 声门旁上间隙；4. 声门旁下间隙；5. 弹性圆锥；6. 喉室；7. 声带。（d）喉冠状位切面：杓状软骨和后联合。1. 会厌；2. 杓状肌；3. 杓会厌襞；4. 梨状窝；5. 甲状软骨；6. 杓状软骨；7. 后联合；8. 环杓关节；9. 环状软骨

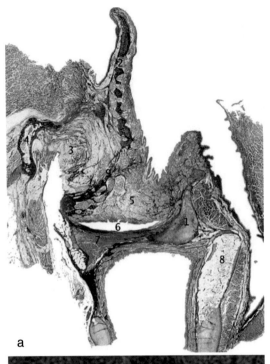

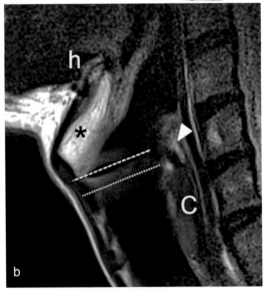

图 13-3　（a）喉矢状位旁正中切面。1. 杓状软骨；2. 会厌；3. 会厌前间隙；4. 舌骨；5. 室带；6. 喉室；7. 声带；8. 环状软骨板；9. 甲状会厌韧带。（b）喉 MRI：矢状位旁正中切面 T_2 加权序列。h. 舌骨；* 会厌前间隙；杓状软骨（箭头）；c. 环状软骨。喉室平面（-----），声门与声门下之间边界的平面（......）

二、肿瘤分期

在目前的 TNM 分期中，喉分为三个区：声门上区、声门区和声门下区；此外还有更详细的亚区。

诊断检查包括多项检查。做内镜检查时可有多种方法和模式：电视纤维内镜检查、频闪喉镜检查、窄带成像技术（NBI）、2% 甲苯胺蓝肿瘤组织染色、任克间隙盐水注射、自

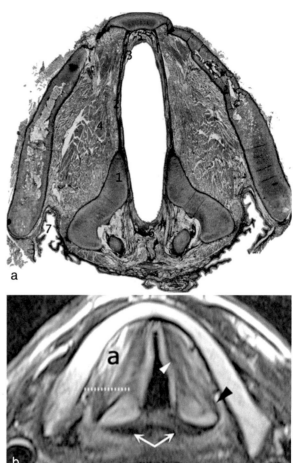

图 13-4　（a）喉轴位声门平面切面。1. 杓状软骨的声带突；2. 声韧带；3. 上皮层；4. 声带肌；5. 前联合；6. 后联合；7. 梨状窝。（b）喉 MRI：轴位 T_2 加权序列。声带肌（白箭头），声带黏膜（声带肌表面的高信号层）；杓状软骨肌突上的环杓侧肌（黑箭头）；声门旁间隙（a）；杓间肌（白色箭）

发荧光诊断、显微喉镜检查、术中硬性内镜（0°、30°、70° 及 120°）快速诊断、基于计算机断层扫描（CT）和磁共振成像（MRI）的放射学成像技术。

检查的终极目标是尽可能精确地确定肿瘤的范围；治愈患者是治疗的首要目标，同时尽最大努力保留器官（喉）和功能（呼吸、吞咽）。对喉部肿瘤局部扩散的精确评估是为了更好地区分哪些情况可以实施保守治疗，哪些情况下若保留器官要冒无法处理的肿瘤复发风险。

三、手术方式的选择

对于手术的选择，不可或缺的条件就是全面深入了解各种针对喉肿瘤的手术方式，这样就不会因为对某种治疗方法（如选择内镜激光手术还是选择环状软骨上喉部分切除术）的不了解而被迫选择不恰当的治疗方案。

内镜下的激光手术（endoscopic laser surgery，ELS）目前被认为是治疗局限于声门及声门上癌（T1 及部分 T2）的首选方法。其原因是：①从肿瘤预后来看手术和放疗的结果一致；②显著降低术后发病率、治疗时间、住院时间和治疗的总成本。

近年来随着内镜下激光手术量的不断增长基于以下事实。直到 20 世纪 90 年代末，激光下声带切除术的手术范畴，都是需要进行软骨膜下平面的切除（图 13-5）。因此，术后声音嘶哑是持续的，但比放疗和喉裂开术后造成的声音嘶哑症状轻。考虑到绝大多数声带 T1a 病变的深度不会超过声韧带平面，因此 2000 年，欧洲喉科学会首次推出了声门型喉癌功能性切除的概念，将激光声带切除术分为 5 种类型，从最表浅的到最深入的或最广泛的病变，完全根据患者的检查结果和诊断来选择。肿瘤预后没有明显的改变，但其对声带功能的保护明显更好。

声门上水平喉部分切除术（horizontal supraglottic laryngectomy，HSL）是一种历史悠久的手术方式。自 20 世纪 50 年代开始应用于临床以来，这种方式到目前仍被应用于 T3 期和一些声门上 T4 期的病例，取得了良好的肿瘤学和功能学预后。

环状软骨上喉部分切除术（supracricoid laryngectomy，SCL）或称喉次全切加重建术有多种术式变化，是一个相对较新的术式。手术切除范围可以从最保守的术式，即环舌骨会厌固定术（crico-hyoido-epiglottopexy，CHEP）到最具破坏性的术式，即气管骨会厌固定术（tracheo-hyoido-epiglottopexy，THEP）不等，适应证为 T2、T3 和 T4。成功实施这类喉

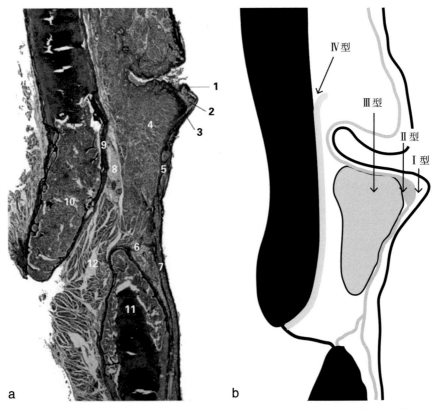

图 13-5　（a）喉冠状位：从上皮到软骨的各层。1. 上皮层；2. 任克间隙；3. 声韧带；4. 声带肌；5. 弹性圆锥；6. 弹性圆锥（深层）；7. 弹性圆锥（浅层）；8. 声门旁下间隙；9. 软骨膜；10. 甲状软骨；11. 环状软骨；12. 环甲间隙。（b）声带切除术中涉及的切除术不同的深度

功能保留手术的必要条件是至少需要保留一侧杓状软骨。

全喉切除术（total laryngectomy，TL）是一种由于需要永久性气管造瘘而且终身失声的手术，在笔者的临床病例中，约有 10% 的喉原发肿瘤患者接受了这种手术。

四、基于关键区评估的术式选择

术者首先最关注的是内镜图像（外观、部位、表面受累情况）。其次考虑的是肿瘤侵犯的深度（声带活动度）。就喉部肿瘤的自然转移途径来看，影像学检查（CT 和 MRI）对评估发生转移的解剖区域有很大的帮助。是否累及这些区域将影响术式的选择，必须在符合肿瘤局部良好控制的原则下尽可能采用喉功能保留的术式。

关键区域 1：甲状软骨　在声门型和跨声门型肿瘤中，如果累及甲状软骨则是内镜下激光手术的禁忌证，建议做环状软骨上喉切除术，不一定做全喉切除术。

前联合是喉外科医生需要重点关注的解剖部位。上皮层距离甲状软骨只有 1 ~ 2mm，由于没有软骨膜的保护，前联合为整个喉部最难暴露的部位。位于声带前部的 T1a 肿瘤是一种相当常见且易于控制的肿瘤，一般不需要 CT 检查（图 13-6）。

相反，前联合的原位癌，一般较为罕见，因其容易跨声门和穿透喉软骨而向喉外扩散，是一种非常危险的状况，此时必须进行 CT 检查（图 13-7）。

在图 13-8 的病例中，可见前联合处的原发肿瘤，且有软骨受累，且 CT 显示甲状软骨受累（cT3），但没有穿透。激光声带切除术即使切除范围达到了软骨膜下平面，根治肿瘤可能性也不大，在这种情况下，应进行环状软骨上喉切除术（CHEP 术式）。

图 13-9 中的前联合小原发癌，在第一眼观察时，通常认为通过内镜下激光手术就很容易完全切除肿瘤。但进一步观察 CT 可知，肿瘤穿透软骨并已喉外扩散，肿瘤分期由 T1a 提升到 T4，甚至累及Ⅵ区（pN1）的喉前淋巴结（图 13-9 b）。

因此，这种情况是内镜下激光手术的绝对禁忌证。相反，患者需要接受环状软骨上喉切除术（CHEP 术式，保留两侧杓状软骨）。另外，也要根据肿瘤向前侵犯的程度来判断是否为环状软骨上部分喉切除术（SCL）的禁忌证。因为如果侵犯舌骨下肌群，则只能选择全喉切除术，这时，Ⅵ区清扫也是必需的。

关键区域 2：会厌前间隙和声门旁上间隙　侵犯会厌前间隙和声门旁上间隙的跨声门肿瘤是 CHEP 的禁忌证。

舌骨上会厌的保留通常可以保证更好的发音效果，因为保留的杓状软骨可逐渐适应喉部结构变化，并形成一个新的、有效的"声门"。在决定保留舌骨下区的会厌之前，必须仔细评估肿瘤是否累及会厌前间隙。

图 13-10 中患者的影像资料显示会厌前间隙无肿瘤累及。

相反，在图 13-11 中患者的影像结果显示肿瘤大范围侵及会厌前间隙。

肿瘤对声门旁上间隙的侵犯使整个会厌无法再保留，会厌前间隙变小。肿瘤向梨状窝扩散的可能性也必须评估，这也是环状软骨上部分喉切除术（SCL）的禁忌证（图 13-12）。

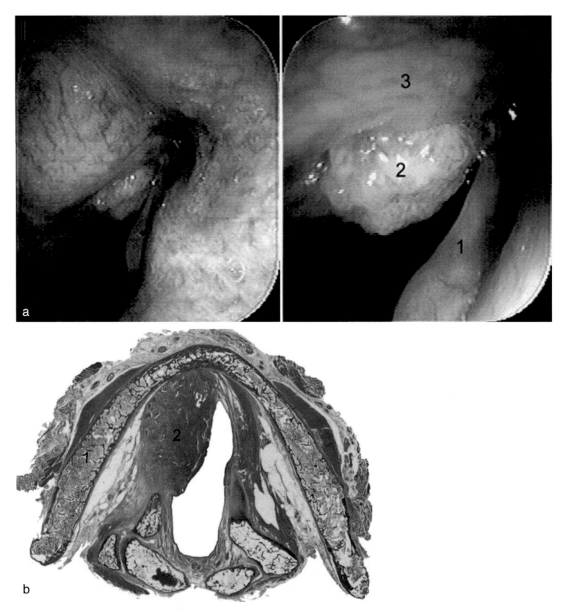

图 13-6　左侧声带癌累及前联合处。（a）视频喉镜检查。1.右声带；2.肿瘤；3.左室带。（b）轴位大体病理切面。1.甲状软骨；2.肿瘤

关键区域 3：声门旁下间隙和环杓关节　这些解剖间隙是连续的，一旦累及，要考虑是否适用内镜下激光手术、环状软骨上部分喉切除术和全喉切除术。

声门型 T1a 患者在接受诊断检查时表现为明显的浅表部位病变，通常不需要 CT 检查。但正如前文叙述，前联合的原发肿瘤除外。当严重怀疑喉室受累时，CT 检查也是必需的，因为声门旁下间隙受累是肿瘤学上彻底切除的危险因素之一（图 13-13）。

图 13-14 中可见，通过 MRI 可以非常详细地了解肿瘤可能的扩散程度，同时在某些情况下也可以排除肿瘤的扩散。

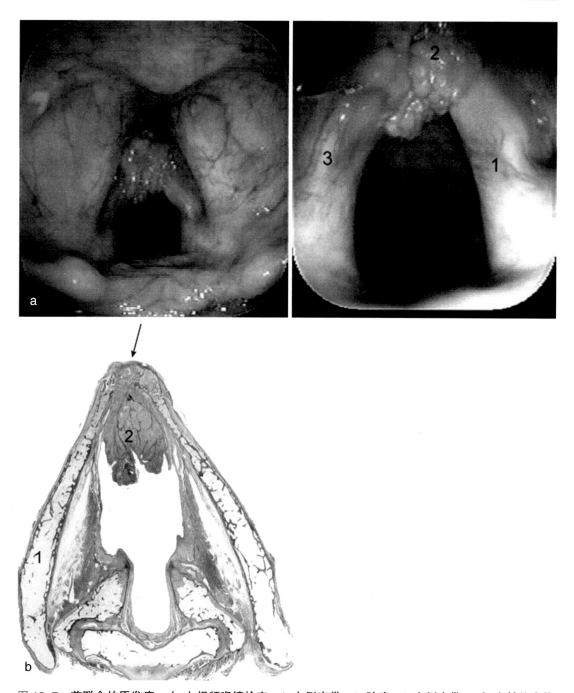

图 13-7　前联合的原发癌。（a）视频喉镜检查。1. 右侧声带；2. 肿瘤；3. 左侧声带。（b）轴位大体切片显示前联合软骨（箭）。1. 甲状软骨；2. 肿瘤

　　肿瘤向后扩散累及环杓关节，不仅不能采用内镜下激光手术，甚至不能采用环状软骨上部分喉切除术，因为在手术中，切除范围可能累及关节囊（图 13-15）。在这种情况下，肿瘤学上的根制性治疗仍然是可行的，只是需要一个更大范围的切除，例如可行切除被肿瘤累及的环杓关节的 THEP。

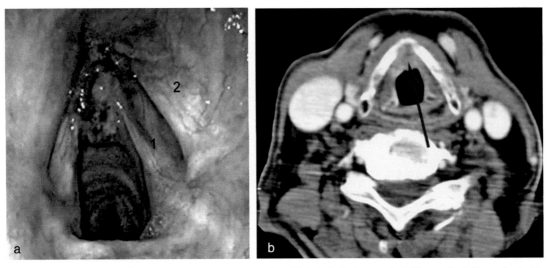

图 13-8　前联合的原发癌。（a）视频喉镜检查，声门前端中位病变。1. 右声带；2. 右室带。（b）CT
显示甲状软骨受累

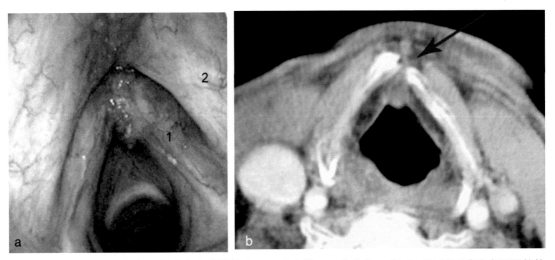

图 13-9　前联合的原发癌。（a）视频喉镜检查。1. 右声带；2. 右室带。（b）CT 显示肿瘤穿透甲状软
骨并向前扩散，转移到喉前淋巴结（红色箭）

关键区域 4: 外侧环甲间隙　声门旁下间隙肿瘤可以向外侧穿透环甲间隙并到达喉（图
13-16）

声门旁下间隙后部的受累通常被认为是临床分类为 T2 和手术后分类为 T3 的肿瘤（cT2/
pT3）。要查明声带活动差的原因往往是有困难的。其原因是肿瘤的容积造成的"肿块效应"
（mass effect）使声带肌的受累向更深侵犯还是声门旁下间隙的受累？或是累及环杓关节？
但无论原因如何，必须掌握一个大原则：即虽然先前的肿瘤可以很容易地用Ⅳ型激光切除
术（软骨膜下切除术）完成，但是就肿瘤局部控制而言，向后方浸润往往预后较差。在这
种情况下，手术术式的选择一般从环状软骨部分喉切除术改为全喉切除术。

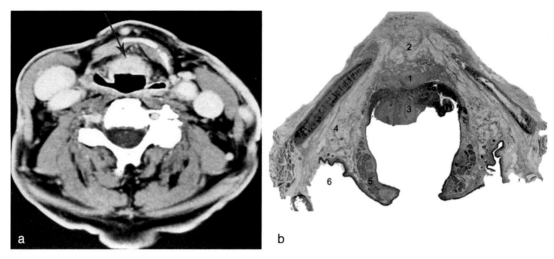

图 13-10　声门上癌（pT2）。（a）CT 排除会厌前间隙受累（红色箭）。（b）喉轴位大体切片显示肿瘤未超出会厌范围。1. 会厌；2. 会厌前间隙；3. 肿瘤；4. 声门旁上间隙；5. 杓会厌襞；6. 梨状窝

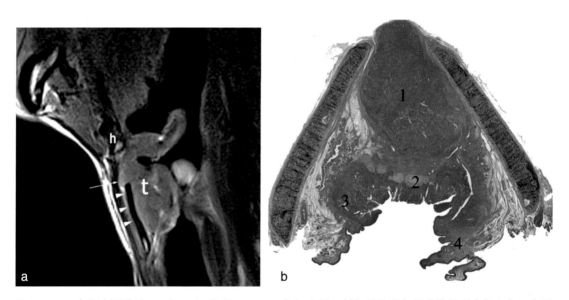

图 13-11　声门上型癌（pT3）。（a）喉 MRI：T_2 加权序列，斜矢状位（与甲状软骨垂直相交）。会厌前间隙可见巨大浸润块（t）。甲状舌骨膜（长尾箭）位于非骨化的甲状软骨板（箭头）上方，舌骨（h）未受累。（b）轴位大体切片可见肿瘤穿透会厌前间隙。1. 肿瘤；2. 会厌；3. 声门旁上间隙（被肿瘤浸润）；4. 室带

　　关键区域 5：环甲前间隙　环甲间隙是非常重要的解剖部位。通过沿喉前部、甲状腺和环状软骨之间的触诊很容易找到。内镜可以清楚地看到外部手指压力造成的形态改变。这个间隙的任何浸润都意味着肿瘤已经从喉部延伸出来，这种时候环状软骨上喉切除术的切缘安全性非常差，所以增加了使用环状软骨上部分喉切除术的不确定性（图 13-17）。

　　关键区域 6：声门下　根据环状软骨上部分喉切除术的定义，声门下肿瘤是环状软骨

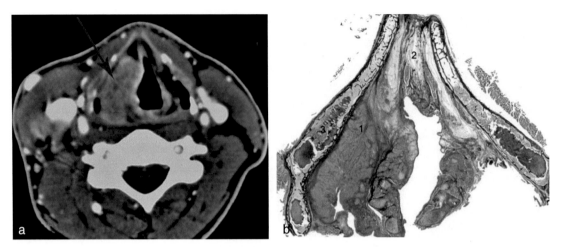

图 13–12 声门上癌（pT3）。（a）CT 示声门旁上间隙受累及（红箭头）。（b）喉轴位大体切面显示声门旁上间隙受累并且肿瘤已扩散到梨状窝。1. 声门旁上间隙（肿瘤浸润）；2. 会厌柄；3. 甲状软骨

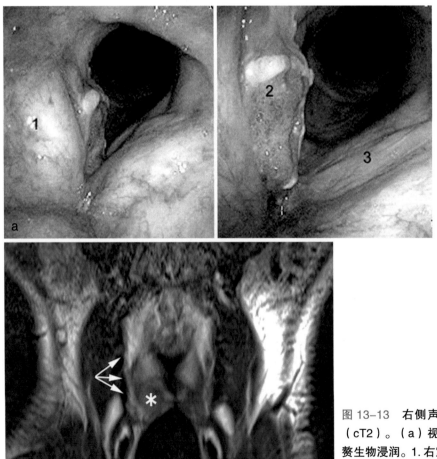

图 13–13 右侧声带癌伴声带活动差（cT2）。（a）视频喉镜：右侧声带赘生物浸润。1. 右室带；2. 肿瘤；3. 左声带。（b）喉 MRI：冠状面 T_2 加权序列。病灶（＊）位于声带肌，并在甲杓肌外侧肌纤维内经喉室扩散至假声带。声门旁脂肪间隙（箭所指的高信号带）没有浸润，因为病变位于甲杓肌内

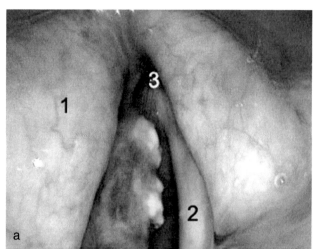

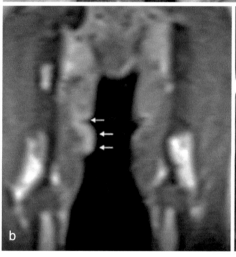

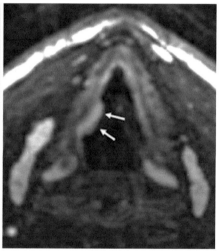

图 13-14 左侧声带癌。（a）30° 硬性内镜图：新生物位于左声带，未显示喉室。1. 左室带；2. 右声带；3. 前联合。（b）喉MRI：冠状面 T_2 加权序列，肿瘤的超精细扩散清晰可见，延伸至喉室（箭）。在轴位平面的图像可以看到病灶（箭），为高信号，以及下方的肌层，为低信号

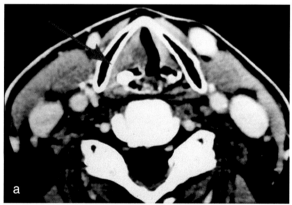

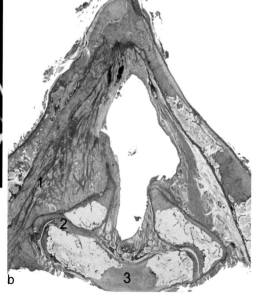

图 13-15 右侧跨声门癌伴声带固定。（a）CT 示声门旁下间隙受累（红色箭）。（b）喉轴位大体切片显示声门旁下间隙和环杓关节受累。1. 声门旁下间隙；2. 环杓关节；3. 环状软骨

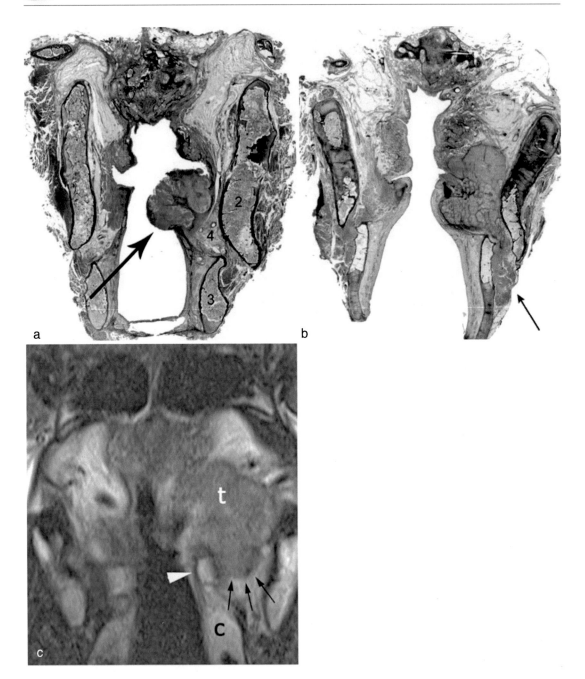

图 13-16 声带癌。（a）喉冠状切面显示肿瘤位于声带肌（箭），声门旁间隙完整（cT1 或 T2，视声带活动度而定）。1.室带；2.甲状软骨；3.环状软骨；4.声门旁下间隙。（b）喉冠状位大体切片显示累及声门旁下间隙（箭）（pT3），从喉部向外侧延伸至环甲间隙（pT4）。（c）喉 MRI：冠状面 T$_2$ 加权序列。肿瘤（t）向声门旁间隙后下方扩散，位于杓状软骨（白箭头）和甲状软骨之间。肿瘤不超出喉部，可见肿瘤和声门旁间隙之间的下边界（箭），C 为环状软骨

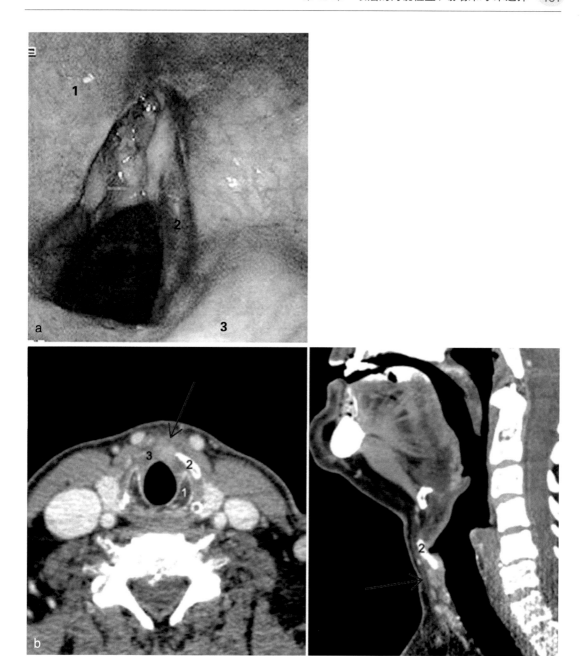

图 13-17　声门前端癌。（a）视频喉镜检查：病变位于声门前方，主要位于左侧。1. 左室带；2. 右声带；3. 右杓状软骨。（b）喉 CT：轴位平面位于环状软骨和甲状软骨之间，可见肿瘤浸润（箭）。矢状面有一个可疑的病理性喉前淋巴结。1. 环状软骨；2. 甲状软骨；3. 环甲间隙

上部分喉切除术的主要禁忌证之一，因为声门下的肿瘤向下方扩散。但是，在某些情况下，仍然可以考虑喉功能保留手术，即气管上部分喉切除术。该术式只需要保留环状软骨的一部分，上面覆盖健康的杓状软骨（环杓单位）。该手术的功能预后良好，但肿瘤预后情况还需要通过充分的随访数据作出可靠的结论（图 13-18）。

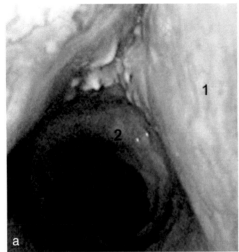
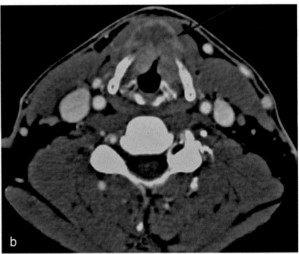
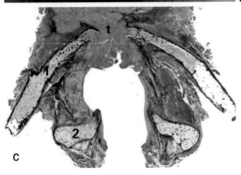

图 13-18　向声门下扩散的前联合癌。（a）在视频喉镜检查中，病灶明显是表浅的。1. 右声带；2. 第一气管环。（b）CT 显示大块肿瘤向前侵犯，穿透环甲间隙和甲状软骨（箭）。（c）大体切片显示了同样的细节。1. 甲状软骨；2. 杓状软骨；t. 肿瘤穿过甲状软骨

关键内容

　　正确的肿瘤分期是正确治疗的基础，也是取得最佳肿瘤学治疗结果的保证。对于局部复发，可能源于分期错误，未能识别肿瘤的真实浸润程度，因而导致手术残留、复发。

　　外科医师和放射科医师必须把注意力集中在一些解剖区域的研究上（内镜、CT、MRI），前文已经列出了笔者关注的关键解剖区域。

　　外科医师必须掌握所有可能的治疗方案并能灵活运用；必须始终首先考虑采用可接受的保喉术式，使肿瘤切除术的预后效果达到最佳。

（路　承　译）

参考文献

1.Carlon G（1990）Il carcinoma della laringe. Dalla patologia alla clinica. Piccin, Padova

2.Tucker GF Jr, Smith HR （1962）A histological demonstration of the development of laryngeal connective tissue compartments. Trans Am Acad Ophthalmol Otolaryngol 66:308-318

3.Tucker GF Jr （1963）Some clinical inferences from the study of serial laryngeal sections. Laryngoscope 73:728-748

4.Maguire A, Dayal VS （1974） Supraglottic anatomy: the pre- or the peri-epiglottic space? Can J Otolaryngol 3:432–445

5.Sato K, Kurita S, Hirano M （1993） Location of preepiglottic space and its relationship to the paraglottic space. Ann Otol Rhinol Laryngol 102:930–934

6.Reidenbach MM （1996） The paraglottic space and transglottic cancer: anatomical considerations. Clin Anat 9:244–251

7.Reidenbach MM （1997） Borders and topographic relationships of the paraglottic space. Eur Arch Otorhinolaryngol 254:193–195

8.Union Internationale Contre le Cancer （2011） TNM classification of malignant tumors, 7th edn. Wiley-Liss, New York

9.Colden D, Zeitels SM, Hillman RE, Jarboe J, Bunting G, Spanou K （2001） Stroboscopic assessment of vocal fold keratosis and glottic cancer. Ann Otol Rhinol Laryngol 110:293–298

10.Zbaren P, Becker M, Lang H （1996） Pretherapeutic staging of laryngeal carcinoma. Clinicalfindings, computed tomography, and magnetic resonance imaging compared with histopathology. Cancer 77:1263–1273

11.Barbera L, Groome PA, Mackillop WJ et al （2001） The role of computed tomography in the T classification of laryngeal carcinoma. Cancer 91:394–407

12.Becker M （2001） Malignant lesions of the larynx and hypopharynx. In: Hermans R （ed） Imaging of the larynx. Springer, Berlin, pp 57–84

13.Lucioni M, Marioni G, Bertolin A, Giacomelli L, Rizzotto G （2011） Glottic laser surgery: outcomes according to 2007 ELS classification. Eur Arch Otorhinolaryngol 268:1771–1778

14.Pittore B, Ismail-Koch H, Davis A et al （2009） Thyroarytenoid muscle invasion in T1 glottic carcinoma. Eur Arch Otorhinolaryngol 266:1787–1791

15.Remacle M, Eckel HE, Antonelli A et al （2000） Endoscopic cordectomy: a proposal for a classification by the Working Committee, European Laryngology Society. Eur Arch Otorhinolaryngol 257:227–231

16.Rizzotto G, Succo G, Lucioni M, Pazzaia T （2006） Subtotal laryngectomy with tracheohyoidopexy: a possible alternative to total laryngectomy. Laryngoscope 116（10）:1907–1917

17.Lucioni M, Marioni G, Mangialaio M, Rizzotto G （2006） CO_2 laser treatment of laryngeal stenoses after reconstructive laryngectomies with cricohyoidopexy, cricohyoidoepiglottopexy or tracheohyoidoepiglottopexy. Eur Arch Otorhinolaryngol 264:175–180

18.Robbins KT, Clayman G, Levine PA, Medina J, Sessions R, Shaha A, Som P, Wolf GT, American Head and Neck Society; American Academy of Otolaryngology-Head and Neck Surgery （2002） Neck dissection classification update: revision proposed by the American Head and Neck Society and the American Academy of Otolaryngology-Head and Neck Surgery. Arch Otolaryngol Head Neck Surg 128（7）:751–758

19.Peretti G, Piazza C, Mensi MC, Magnoni L, Bolzoni A （2005） Endoscopic treatment of cT2 glottic carcinoma: prognostic impact of different pT subcategories. Ann Otol Rhinol Laryngol 114:579–586

第 14 章

喉手术

特别提示

本章主要总结喉科学和喉肿瘤学方面的研究进展。

本章展示了解剖和喉肿瘤转移途径方面的研究成果在外科手术中的应用。

本章只介绍外科手术的原则，虽然不能囊括所有方面，但基本包含了喉肿瘤手术 80% ～ 90% 的内容。

一、激光声带切除术（Ⅱ型）

内镜下激光手术近年来取得了极大的进步，很大程度上归功于 Wolfgang Steiner。为了规范各类手术所涉及的术语、便于比较不同病例间的效果，欧洲喉科学会依据切除的深度和广度，为不同类型的内镜下声带切除术制定了一个分类标准。下文将讨论最常用的手术类型。

1. 手术原则　包括切除声带肿瘤及随后切除深达声韧带下方的声带浅层结构。由于早期声带病变已经很少予以术前活检，因此手术的目的既包括治疗也包括诊断。

2. 适应证　不典型增生，原位癌，声门微小浸润癌 T1a、T1b。

3. 手术技术　满意的暴露是内镜下激光手术的基本要求。手术前必须在充足的光线下检查缺损的范围（图 14-1）。

切除室带可以很好地暴露声门，声带切除术通常要切除室带底部的全部黏膜（图 14-2）。

一旦找到声韧带平面暴露声带肌，即可从声带肌上分离出声韧带，注意切缘应位于健康组织内（图 14-3，图 14-4）。

先完成切除，然后将取出标本并做好标记（图 14-5）。

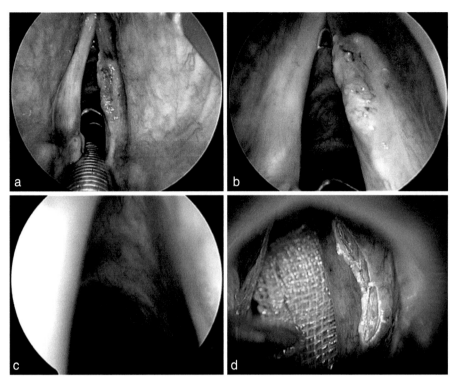

图 14-1 激光声带切除术（Ⅱ型）。（a）右侧声带上皮肿瘤 T1a；（b）室带下缘未受累；（c）声门下无受累；（d）在声带层面放置保护性敷料，切除室带以便更好地暴露下方的声门

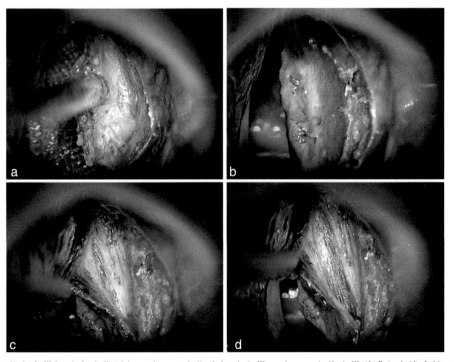

图 14-2 激光声带切除术（Ⅱ型）。（a，b）彻底切除室带；（c，d）将室带黏膜向中线牵拉，并自下方的声带肌上切除

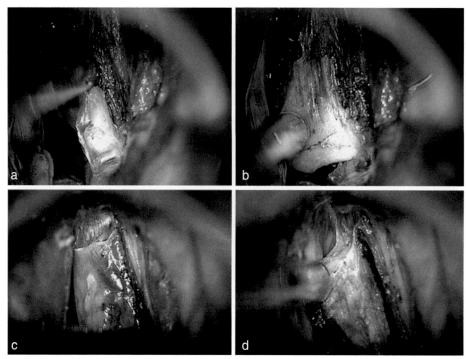

图 14-3　激光声带切除术（Ⅱ型）。（a，b）自杓状软骨声带突前端切除声韧带；（c，d）切除声带至接近前联合

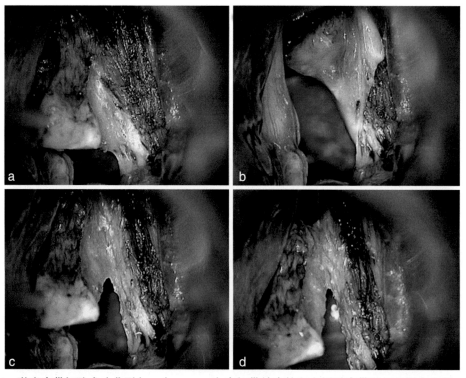

图 14-4　激光声带切除术（Ⅱ型）。（a，c，d）声韧带被牵拉向左侧时声带肌仍保留在右侧；切除过程中使用显微镊钳夹持和牵拉标本尾端；（b）反复不断地将黏膜瓣向上、外回翻，以便检查切除范围是否充分

对切除的黏膜边缘进行光凝，手术结束时再次用内镜对手术区域做严密的检查（图 14-6）。

【注意】从长远看，激光声带切除术（Ⅱ型）与放射治疗在功能预后方面无差异。术后如果切缘表浅部分呈阳性，那么使用激光光凝有助于将病灶控制在原位。如果切缘深部阳性，则需手术探查，大多数情况下需要实施更深或更广范围的声带切除术。如果切缘大部分受累，那么需要实施（颈）外侧进路手术。

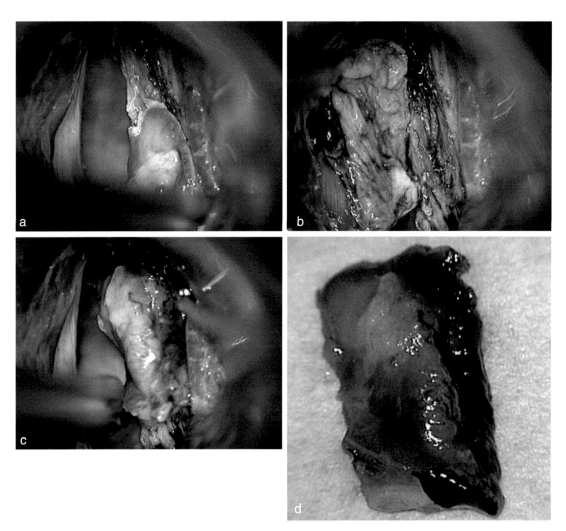

图 14-5 激光声带切除术（Ⅱ型）。（a）前缘切除范围充分；（b）取下标本；（c）放回标本，检查标本的边缘和朝向；（d）标本送解剖 – 病理检查前，用墨汁标记切缘的后端

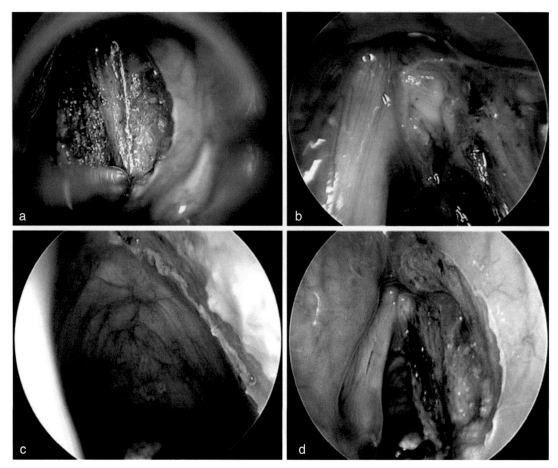

图 14-6　激光声带切除术（Ⅱ型）。（a）使用直径 1.4 mm 的光斑对黏膜切缘进行止血；（b）前端可以清晰地看到被切除的声韧带；（c）远端切缘朝向声门下；（d）最后检查止血

二、声门上水平喉切除术

声门上水平喉切除术由 Montevideo 省的 Justo Alonso 于 1940 年提出。依据是解剖学及胚胎学研究的结果（Rouvière, Baclesse），这些研究认为在喉室水平存在淋巴引流的分界线，可以阻止喉前庭的肿瘤向下播散。

1. 手术原则　①彻底切除喉前庭，即位于声门平面以上的喉（保留杓状软骨）；②切除会厌前间隙；③切除或保留舌骨；④切除范围可扩大到一侧杓状软骨、梨状窝，甚至舌根（扩大的声门上喉切除术），或扩大到一侧声带（3/4 喉切除术）（图 14-7）。

2. 适应证　T1，T2 及部分声门上 T3 期肿瘤。

3. 手术技术　推荐使用 André 双侧切口并先完成侧颈淋巴结清扫术。切口包括皮肤、皮下组织及颈阔肌，范围从一侧乳突尖开始，经锁骨上一指水平至对侧乳突尖。自颈浅筋膜向上分离肌皮瓣至下颌骨下缘。切喉前需先于甲状腺峡部下方实施气管切开术，在顶部预备三根缝线用于手术结束时缝合皮肤。完成气管切开后替换经口麻醉插管，此时，结扎

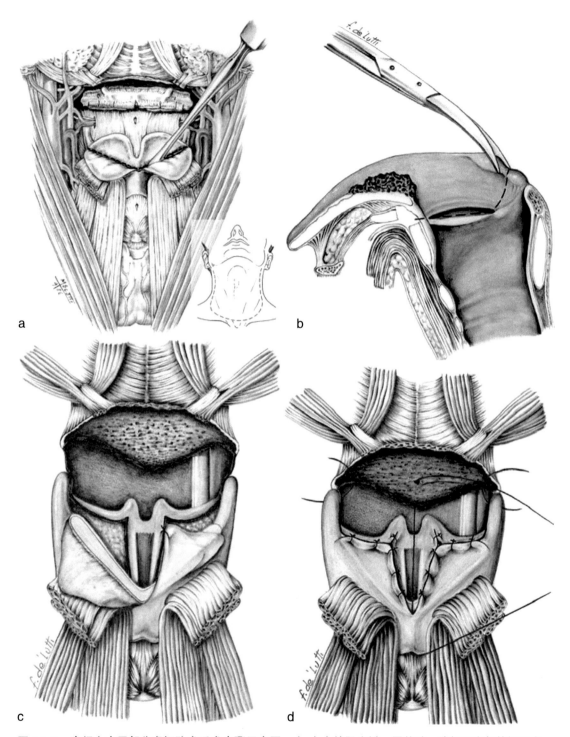

图 14-7　声门上水平部分喉切除术手术步骤示意图。（a）大的肌皮瓣→甲状腺，峡部下方气管切开术→结扎喉上神经血管束→切断舌骨上或下肌群→清理会厌前间隙→切开、分离甲状软骨软骨膜→切除甲状软骨板。（b）沿喉室水平切除杓状软骨前方的甲状软骨直至前联合→切口横行经过会厌谷及梨状窝入口。（c）使用软骨膜修复。（d）缝合舌根及残留的甲状软骨（保留舌骨时）→缝合舌骨下肌群与舌骨上颈部筋膜作为第二层

喉上神经血管束的血管成分并保留喉上神经后即可实施喉切除（图 14-8）。确定舌骨大角，切除舌骨上/下肌群（取决于舌骨是否保留），操作时需紧贴舌骨以免伤及下方紧邻的舌动脉（图 14-9）。

会厌前间隙内的脂肪组织暴露后随喉标本一同切除（图 14-10）。

在甲状舌骨膜水平横行切断舌骨下肌群，显露上部甲状软骨。沿甲状软骨上缘自喉结切开外侧甲状软骨膜至甲状软骨上结节（图 14-11）。

先用剥离子再用干棉签，将内、外两侧的软骨膜向下分离，直到声带前联合在甲状软骨的投影与甲状软骨上结节底部的连线为止。分离甲状软骨内侧软骨膜至相同的连线，形成一个软骨膜下的隧道，双侧隧道汇合至前联合上部（图 14-12）。

使用 Lister 剪，将剪刀尖端伸入甲状软骨膜下的隧道内，沿此线剪开甲状软骨板（图 14-13）。

选择受累较轻侧，从梨状窝侧壁开放咽腔，扩大切口至会厌谷，此时可以很好地暴露肿物（图 14-14）。

继续沿梨状窝入口向下切开，在沿杓状软骨前缘向前斜行，到达室带后沿室带下缘水

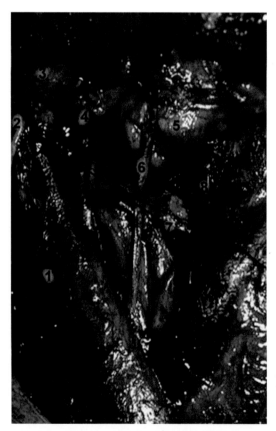

图 14-8　声门上水平部分喉切除术中解剖（Ⅰ）。1. 胸锁乳突肌；2. 耳大神经；3. 腮腺；4. 二腹肌；5. 颌下腺；6. 下颌后静脉；7. 喉上动、静脉；8. 舌骨；9. 舌骨下肌群

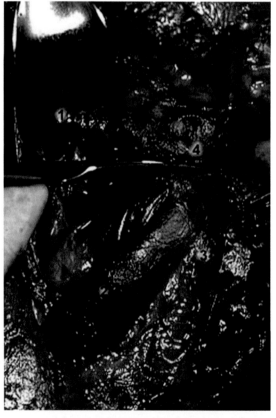

图 14-9　声门上水平部分喉切除术中解剖（Ⅱ）。1. 舌骨大角；2. 肩胛舌骨肌；3. 胸骨舌骨肌；4. 舌骨体

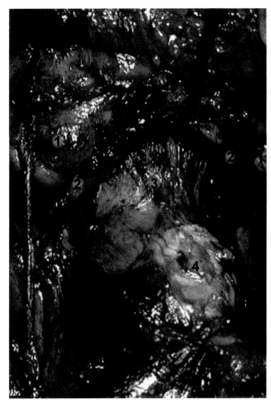

图 14-10　声门上水平部分喉切除术中解剖（Ⅲ）。
1. 颌下腺；2. 舌骨大角；3. 会厌前间隙；4. 会厌
前间隙内的脂肪（已从原位向下牵拉）

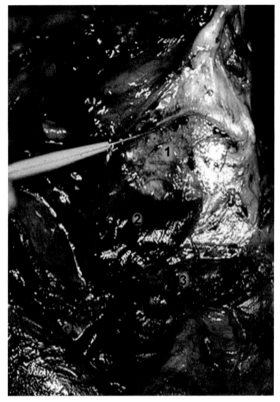

图 14-11　声门上水平部分喉切除术中解剖（Ⅳ）。
1. 右侧甲状软骨板；2. 甲状舌骨肌（已被切断）；
3. 舌骨下肌群（已被切断）

平切除，直至前联合，对侧同法实施（图 14-15）。

　　声门平面可用切除甲状软骨时保留的甲状软骨外侧软骨膜修复，将软骨膜向后覆盖甲状软骨切面及声门旁下间隙。将软骨膜与覆盖杓状软骨声带突、声带、梨状窝入口的黏膜分别缝合；缝合杓状软骨前方的黏膜，保持黏膜的连续性（图 14-16）。

　　声门重建完毕后放置鼻饲管（图 14-17）。

　　重建喉咽腔的连续性依赖于缝合残留的甲状软骨、舌骨和舌根。最重要的正中缝合的缝线经甲状软骨下缘中部，从前联合后方下行，穿透环甲膜；在上部，缝线围绕舌骨（如果保留了舌骨）及舌根，由内向外穿出。后续在两侧缝合若干针，在最靠侧方处，以缝线缝合梨状窝侧壁和舌根部黏膜；其他缝线缝合甲状软骨膜和舌根（图 14-18）。

　　缝合确切后，以间断缝合法缝合舌骨下肌群及舌骨上肌瓣作为第二层，第二层缝合后呈 "U" 形，最侧方的缝线缝合于二腹肌的中间腱上方，缝合时注意不要伤及内侧的舌下神经（图 14-19）。

　　结束手术前，在颈部气管两侧放置引流管，分层缝合皮肤及皮下组织。

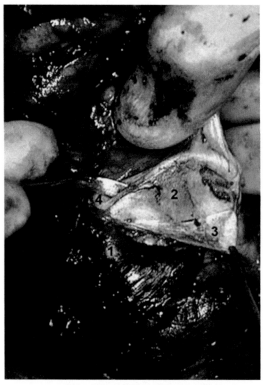
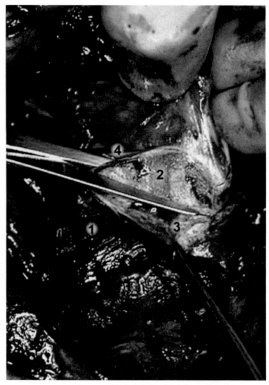

图 14-12　声门上水平部分喉切除术中解剖（Ⅴ）。
1. 甲状舌骨肌（已被切断）；2. 右侧甲状软骨板；
3. 外侧软骨膜；4. 内侧软骨膜

图 14-13　声门上水平部分喉切除术中解剖（Ⅵ）。
1. 甲状舌骨肌（已被切断）；2. 右侧甲状软骨板；
3. 外侧软骨膜；4. 内侧软骨膜

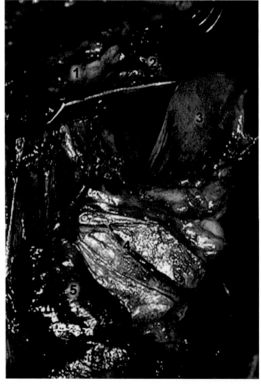

图 14-14　声门上水平部分喉切除术中解剖（Ⅶ）。
1. 舌骨大角；2. 舌根；3. 会厌；4. 甲状软骨板；5. 甲
状舌骨肌

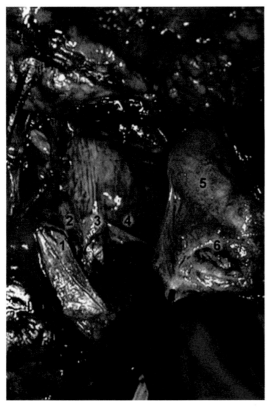

图 14-15 声门上水平部分喉切除术中解剖（Ⅷ）。
1. 右侧甲状软骨板；2. 右杓状软骨；3. 左杓状软骨；
4. 左侧梨状窝入口；5. 会厌；6. 左侧喉前庭肿物（室
带及舌骨下会厌）

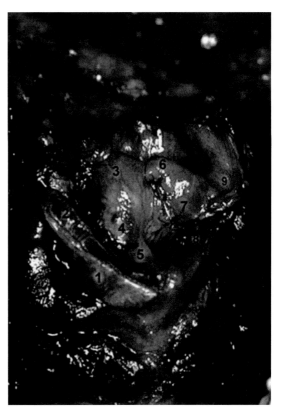

图 14-16 声门上水平部分喉切除术中解剖（Ⅸ）。
1. 右外侧软骨膜；2. 右侧甲状软骨板；3. 右杓状软
骨尖端；4. 右杓状软骨声带突；5. 右侧声带；6. 左
杓状软骨尖端；7. 左梨状窝黏膜（拉向前方）；
8. 左外侧软骨膜（向后翻转）；9. 左侧甲状软骨板

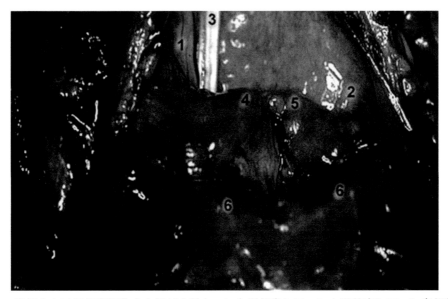

图 14-17 声门上水平部分喉切除术中解剖（Ⅹ）。1. 右梨状窝入口；2. 左梨状窝入口；3. 鼻饲管；4. 右
杓状软骨尖端；5. 左杓状软骨尖端；6. 被外层软骨膜覆盖的甲状软骨板

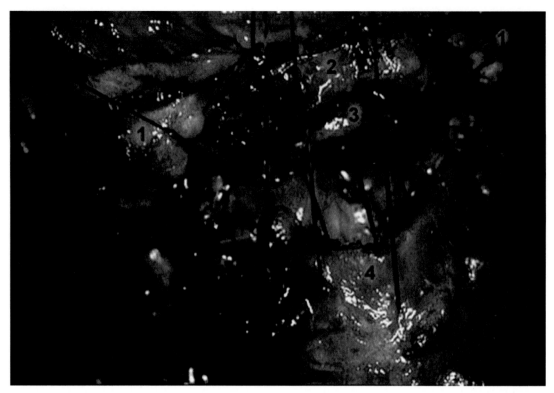

图 14-18   声门上水平部分喉切除术中解剖（XI）。1. 颌下腺；2. 舌骨；3. 舌根；4. 甲状软骨板

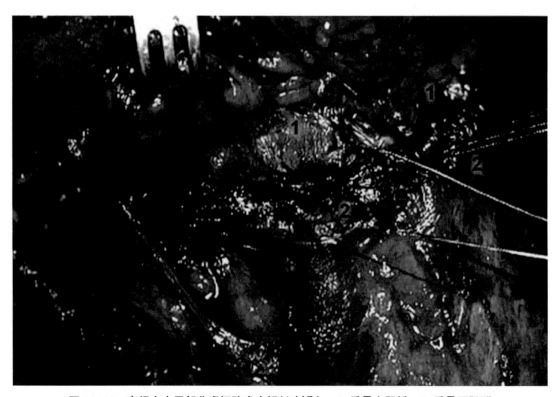

图 14-19   声门上水平部分喉切除术中解剖（XII）。1. 舌骨上肌瓣；2. 舌骨下肌群

三、环状软骨上部分喉切除术

本术式最早由 Foderl 于 1896 年实施，并由 Majer 在 1959 年重新使用，目前 Serafini 将其再度应用于临床。Labayle、Bismuth 及 Piquet 等实施的环状软骨上部分喉切除术（SCL）在 18 世纪下半叶开始在欧洲广为流行。目前，此术式是大多数高质量喉癌中心常规使用的手术方式。

1. **手术原则** SCL 的术式有很多种变异，命名依据重建时缝合的类型而定。①对于声门癌，喉切除需要保留一侧或双侧杓状软骨、上部会厌（环状软骨 – 舌骨 – 会厌软骨固定术，CHEP，Mayer–Piquet）；②跨声门癌，保留一侧杓状软骨，牺牲全会厌及会厌前间隙内容物（环状软骨 – 舌骨固定术，CHP，Labayle）；③伴声门下受累的喉癌，或肿瘤浸润声门旁间隙后下部和（或）环杓关节，此时可能需要实施气管上部分喉切除，保留一个"环状软骨 – 杓状软骨复合体"（气管 – 舌骨 – 会厌固定术，THEP，Rizzotto-Serafini）（图 14–20）。

2. **适应证** 部分 T1b，部分跨声门 T2–T3–T4 喉癌。

3. **手术技术** 对于局限于喉部的操作，可以做一个"围裙"状切口，可以良好地暴露从舌骨到颈根部的颈前区。André 双侧切口还可以暴露双颈侧区（在需要清扫颈淋巴结时采用）。喉的手术从下方开始，先在颈根部切断舌骨下肌群，暴露甲状腺，然后向上翻起舌骨下肌群（图 14–21，图 14–22）。

向上牵拉甲状腺，暴露甲状腺假被膜：结扎并切断甲状腺下静脉，暴露颈段气管，保留喉返神经和甲状腺下动脉（图 14–23）。

在第 4～5 气管环水平实施小的气管造瘘术，经气管造瘘口置入麻醉插管。切除颈浅筋膜，沿舌骨下缘切断舌骨下肌群，清除会厌前间隙内容物，然后将已游离的喉上部和标本一起切除（图 14–24）。

结扎并切断喉上血管蒂，保留喉上神经以维持梨状窝黏膜的感觉功能（图 14–25）。

喉侧方的游离是通过切断咽下缩肌和沿甲状软骨侧缘切开甲状软骨外膜实现的（图 14–26）。

向侧方旋转喉体，经甲状软骨膜内膜下径路游离梨状窝前壁及侧壁（图 14–27）。

于甲状软骨下角根部离断甲状软骨，保留甲状软骨下角，以免损伤下方喉返神经的分支（图 14–28）。

SCL 既可由上向下进行也可由下向上实施。笔者倾向于由上向下操作，因为如果肿瘤扩展到声门上区，则可扩大切除以显露肿瘤界线，并可用环状软骨 – 舌骨固定术（CHP）重建缺损；其次是在处理声门肿瘤时有可能可以保留会厌，此时可用 CHEP 重建缺损。

4. **CHP 喉切除术** 自环状软骨上缘水平开始实施喉切除术（图 14–29）。

在保留杓状软骨侧、水平延伸切口至声带突，然后转向垂直方向（图 14–30）。

切除范围横穿会厌谷，并包含梨状窝入口前缘的黏膜。

在被肿瘤累及侧，横向切口沿着环状软骨上缘（包括环杓关节）直达后联合（图 14–31）。

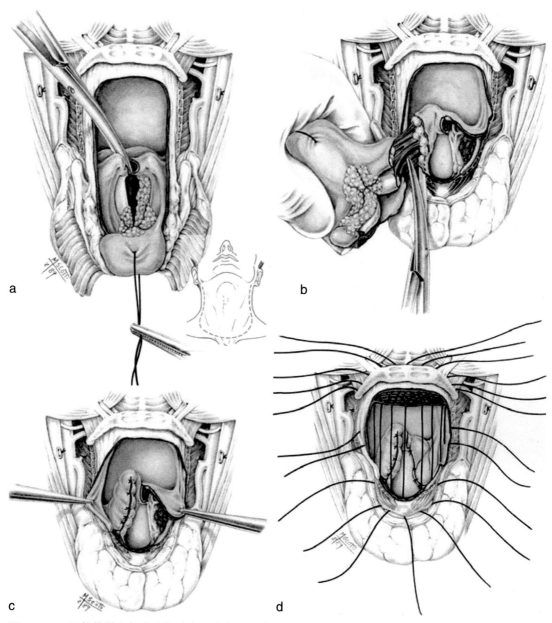

图 14-20　环状软骨上部分喉切除术手术步骤示意图。（a）André 双侧切口（若已实施颈淋巴结清扫术）→在颈根部切断舌骨下肌群→经甲状腺心包膜的小气管造瘘→沿舌骨下缘切除舌骨下肌群并清除会厌前间隙内容物→结扎上部血管蒂→将梨状窝自咽下缩肌、甲状软骨板及杓状软骨分离切断→切除声门上喉及后联合→气管切开术；（b）沿环状软骨上缘切除尾端，保留肿瘤侵扰较少侧的勺状软骨和梨状窝；（c）重建声门；（d）在舌骨体顶端固定环状软骨和舌根→甲状腺上缘和舌骨上肌群之间的第二层

切口沿梨状窝的黏膜上行与对侧切口在上部相连，完成喉的切除（图 14-32）。

以可吸收缝线间断缝合并重建黏膜的连续性。将保留的杓状软骨和同侧梨状窝入口前缘的黏膜与环状软骨上缘缝合在一起；同样的方法，将对侧梨状窝前缘的黏膜也与环状软骨上缘缝合在一起（图 14-33）。

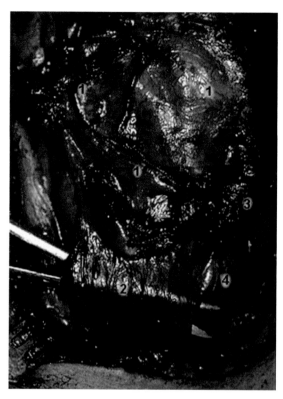

图 14-21　环状软骨上部分喉切除术中解剖（Ⅰ）。
1. 颈部皮瓣；2. 右侧舌骨下肌群；3. 左侧舌骨下肌群（已切断）；4. 甲状腺

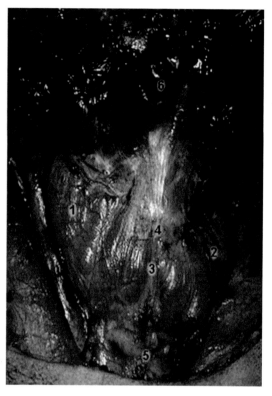

图 14-22　环状软骨上部分喉切除术中解剖（Ⅱ）。
1. 甲状腺右叶；2. 甲状腺左叶；3. 甲状腺峡部；4. 环状软骨；5. 甲状腺心包膜；6. 舌骨下肌群

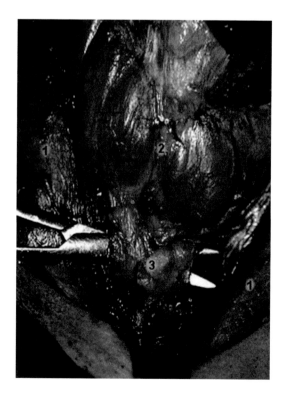

图 14-23　环状软骨上部分喉切除术中解剖（Ⅲ）。
1. 胸锁乳突肌；2. 甲状腺峡部；3. 甲状腺心包膜

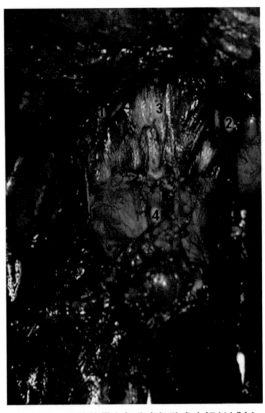

图 14-24　环状软骨上部分喉切除术中解剖（Ⅳ）。
1.右舌骨大角；2.左舌骨大角；3.会厌谷黏膜下组织；4.会厌前间隙内容物（牵向下方）

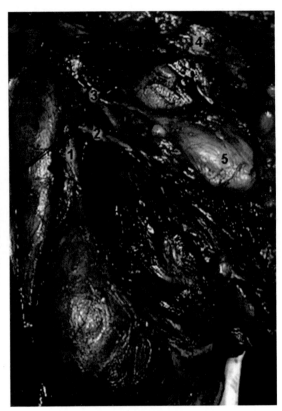

图 14-25　环状软骨上部分喉切除术中解剖（Ⅴ）。
1.甲状腺上动脉；2.喉上动脉；3.喉上神经；4.舌骨；5.会厌前间隙

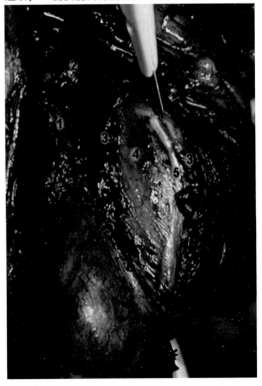

图 14-26　环状软骨上部分喉切除术中解剖（Ⅵ）。
1.甲状腺上动脉；2.喉上动脉；3.咽下缩肌（已切开）；4.右梨状窝黏膜下组织；5.甲状软骨

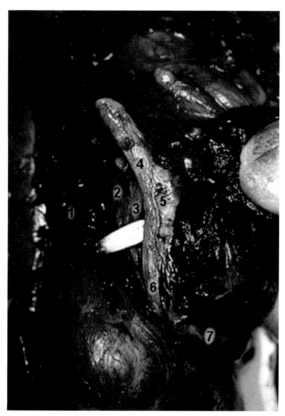

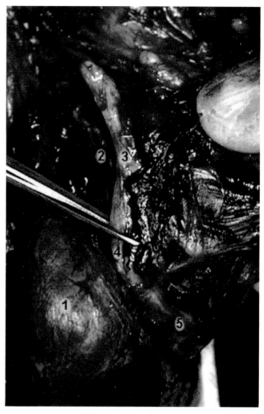

图 14-27　环状软骨上部分喉切除术中解剖（Ⅶ）。
1. 甲状腺上动脉；2. 右侧梨状窝黏膜下组织；3. 右侧甲状软骨板内侧软骨膜；4. 右侧甲状软骨上角；5. 右侧甲状软骨板外侧软骨膜；6. 右侧甲状软骨下角；7. 环状软骨

图 14-28　环状软骨上部分喉切除术中解剖（Ⅷ）。
1. 甲状腺右叶；2. 右侧梨状窝；3. 甲状软骨；4. 右侧甲状软骨下角；5. 环状软骨

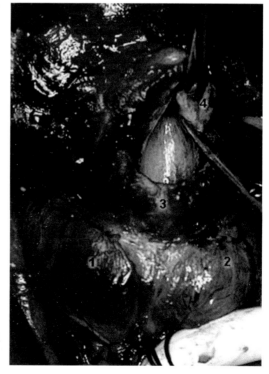

图 14-29　环状软骨 - 舌骨固定术（Ⅰ）。1. 甲状腺右叶；2. 甲状腺左叶；3. 环状软骨；4. 左侧声带

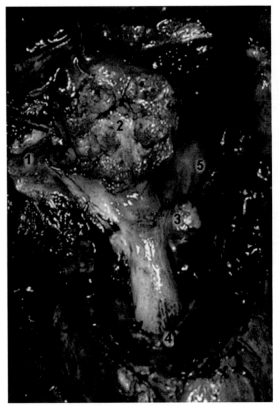

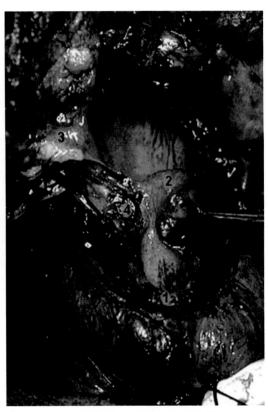

图 14-30 环状软骨 - 舌骨固定术（Ⅱ）。1.会厌；2.肿瘤；3.左侧杓状软骨；4.环状软骨；5.左侧梨状窝入口

图 14-31 环状软骨 - 舌骨固定术（Ⅲ）。1.环状软骨；2.左侧杓状软骨；3.右侧杓状软骨；4.右侧环杓关节

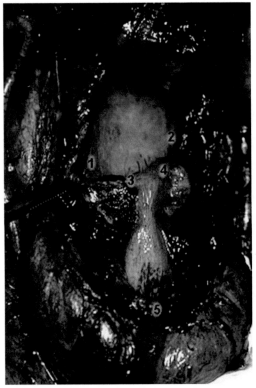

图 14-32 环状软骨 - 舌骨固定术（Ⅳ）。1.右侧梨状窝入口；2.左侧梨状窝入口；3.后联合；4.左侧杓状软骨；5.环状软骨

一旦新的喉腔黏膜重建完毕,即开始实施CHP:在正中部,以一根粗的可吸收缝线向上、经过舌骨体的内侧穿过舌根,向下绕过环状软骨。其他缝线位于舌骨体外侧、缝合环状软骨与舌根。梨状窝入口侧方的黏膜向后缝合至舌扁桃体沟(glosso – tonsillar sulci)的黏膜,注意要包括舌骨大角,因为它可以维持下咽入口的宽度(图 14-34)。

5. **环状软骨 – 舌骨 – 会厌固定(crico-hyoido-epiglottopexy,CHEP)喉切除术**　对于声门肿瘤,使用 CHEP 的 SLC,如上所述,需要从肿瘤侵犯较少侧的梨状窝开始,并保留舌骨下会厌,而非由上向下的手术方式。

CHEP 与 CHP 的操作方式大致相同,唯一的区别在于正中部的粗缝线在上方绕过舌骨体之前,需要将会厌缝合在切缘上方 5mm 处。两根前外侧的缝线也在侧方缝合固定会厌,两根最外侧的缝线用来将梨状窝入口前缘的黏膜缝合至咽会厌襞。

最后必须强调的是,在肿瘤切除阶段保留梨状窝使得后期重建过程异常顺利,且已有证据表明保留梨状窝的完整明显有利于吞咽功能的恢复。

6. **颈部的闭合重建术**　接下来的重建,即颈部的闭合在上述两种操作中所耗费的时间是相同的。一般通过结扎缝线完成,相当于上提环状软骨 – 颈段气管 – 甲状腺复合体,

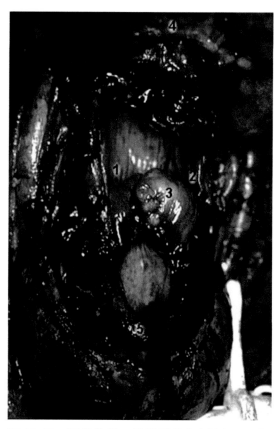

图 14-33　**环状软骨 – 舌骨固定术(Ⅴ)**。1. 右侧梨状窝入口;2. 左侧梨状窝入口;3. 左侧构状软骨;4. 舌骨;5. 环状软骨

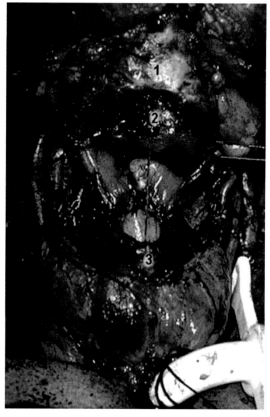

图 14-34　**环状软骨 – 舌骨固定术(Ⅵ)**。1. 舌骨;2. 舌根;3. 环状软骨

同时降低舌骨－舌根复合体（图 14-35）。

　　颈部第二层的封闭通过使用可吸收缝线间断缝合甲状腺上缘和舌骨上肌群完成。甲状腺可以覆盖 CHP 区域并给予保护，且甲状腺与舌骨上肌群的缝合有助于将新喉部维持在预期的位置（图 14-36）。

　　7. 气管－舌骨－会厌固定（tracheo-hyoido-epiglottopex, THEP）喉切除术　SLC 的禁忌证之一是肿瘤向声门下扩展（需要强制对喉返神经区域进行颈清扫，图 14-37 a）或累及环杓关节。

　　在这种情况下，需切除大部分环状软骨，保留部分环状软骨及相应的杓状软骨，即"环杓单位"（图 14-37 b）。

　　使用无杓状软骨侧的梨状窝黏膜重建新声门，方法是向颅侧拉伸、向下折叠并缝合到切除肿瘤后留下的黏膜上（图 14-37 c）。

　　下一步是实施 THEP。气管切开的位置必须很低，因为重建时气管必须被拉得很高才能进行吻合。在重建阶段，有必要将头部和颈部通过缝线拉近，以降低吻合口的张力（图 14-37 d）。

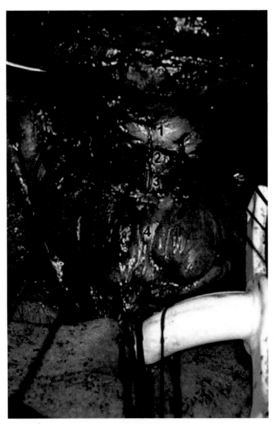 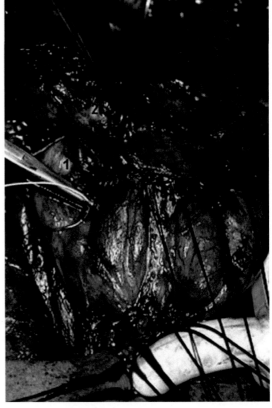

图 14-35　颈部闭合重建解剖（Ⅰ）。1.舌骨；2.环状软骨；3.气管；4.甲状腺峡部

图 14-36　颈部闭合重建解剖（Ⅱ）。1.甲状腺右叶；2.舌骨上颈部肌瓣

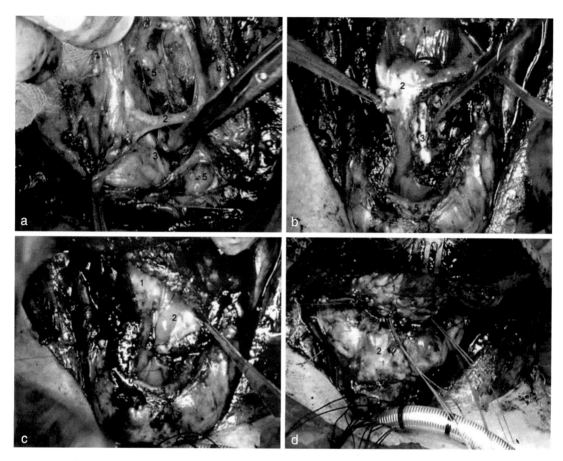

图 14-37 气管 – 舌骨 – 会厌固定术中解剖。（a）解剖喉返神经区域，1.气管；2.甲状腺下动脉；3.喉返神经；4.颈总动脉；5.喉返神经周围淋巴结。（b）喉切除术，1.下咽后壁；2.右侧杓状软骨；3.环状软骨区域；4.左侧梨状窝黏膜；5.第一气管环。（c）重建声门，1.右侧杓状软骨；2.左侧梨状窝黏膜；3.第一气管环。（d）气管 – 舌骨固定术及甲状腺和舌骨上肌瓣构成的第二层，1.舌骨及舌骨上肌瓣；2.甲状腺

四、声门 – 声门下喉切除术

喉的声门下或声门 – 声门下喉部分切除术术后的重建通过端端吻合术进行，是治疗严重声门下或声门 – 声门下创伤后或医源性喉狭窄的首选治疗方式。该术式是由 Bartual 于 1978 年在肿瘤学领域提出的，但术式应用较为局限，主要用于一些有严格限制且被筛选过的患者。

1. 手术原则 ①水平切除喉下部，延至第一气管环，保留喉前庭和杓状软骨及皱襞；②通过端端吻合重建喉气管的连续性；③临时性甲状腺峡部下方气管切开（图 14-38）。

2. 适应证 相对于声门上型手术，该术式仅可用于声门下肿瘤的治疗，肿瘤可以向声门下有轻微侵犯，但没有深层浸润的迹象，即 T1、T2 期肿瘤（声带活动性好）。

【注意】由于肿瘤发现较晚，加之肿瘤出现喉外侵犯和淋巴结转移，导致原发的声门

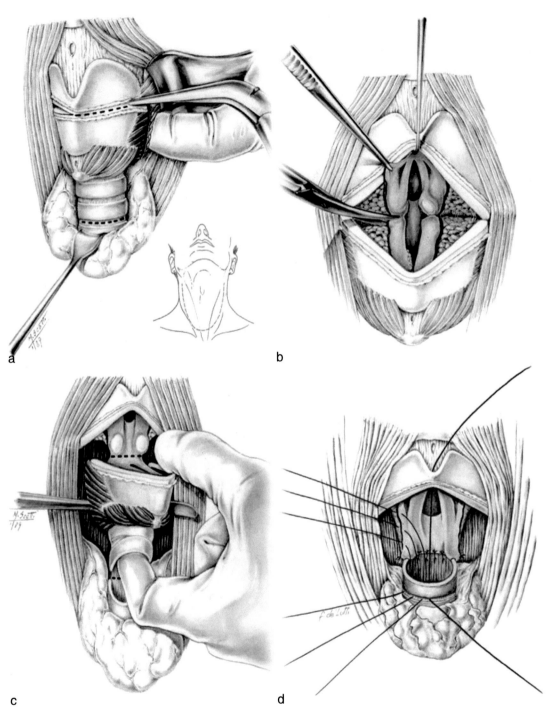

图 14-38　声门 – 声门下喉切除术手术步骤示意图。（a）"围裙" 式切口→在白线上分离舌骨下肌群→峡部下方气管切开→切开咽下缩肌→横行切开甲状软骨膜和甲状软骨→在第二、三气管环之间切开气管 ；（b）经过环甲关节切开前联合和喉室；（c）自下咽和食管分离环状软骨和气管→切除杓状软骨下段后方的喉黏膜和部分喉气管；（d）声门上区喉与气管端端吻合术→在甲状腺和甲状舌骨膜之间缝合第二层

下癌（非常罕见）和声门 – 声门下癌（更常见）的病理恶性程度很高。选择的治疗办法是
全喉切除，包括甲状腺和第一气管环的切除，同期行淋巴结清扫，根据肿瘤和淋巴结分期
情况决定术后放疗事宜。仅一部分很有限的、并经过仔细挑选的原发声门 – 声门下肿瘤（侵
袭局限，病理分级轻）可以通过部分声门 – 声门下喉部分切除手术及伴或不伴放疗来治疗
淋巴结的肿瘤复发。

　　3. 手术技术　做一个"围裙"形切口，依次切开皮肤、皮下组织和颈阔肌，向上掀翻
肌皮瓣达舌骨高度。在颈白线处，将颈浅筋膜和颈中筋膜与舌骨下肌群一起分离，能够充
分暴露喉和甲状腺。将甲状腺从环状软骨和第一气管环前方向上提拉，然后进行甲状腺峡
部下方气管切开术（该患者已经进行了低位气管切开以缓解急性呼吸困难）。沿着对应的
声带缘的平面切开外侧甲状软骨膜。

　　沿着甲状软骨的后缘切开两侧咽下缩肌，将梨状窝前壁从软骨上向上拉。

　　沿着先前外侧软骨膜上的切口进行声门上水平喉切除术，在第二和第三气管环间向前、
向外切开气管（图 14–39）。

　　在前联合层面切开喉之后，沿着喉室的外侧壁将黏膜切开至杓状软骨，将杓状软骨从
环状软骨上分离下来（图 14–40）。

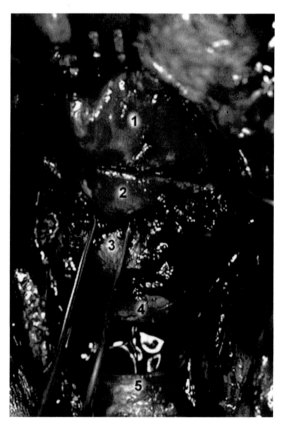

图 14–39　声门 – 声门下喉切除术中解剖（Ⅰ）。
1. 甲状软骨板（保留的部分）；2. 甲状软骨板（切
除的部分）；3. 环状软骨；4. 气管环；5. 气管

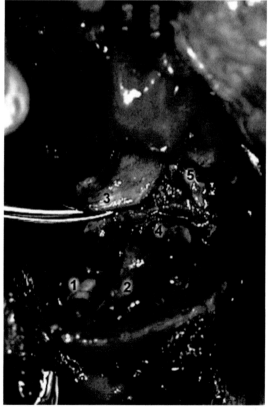

图 14–40　声门 – 声门下喉切除术中解剖（Ⅱ）。
1. 右侧声带；2. 左侧声带；3. 右侧杓状软骨的黏膜；
4. 左侧环甲关节；5. 左侧杓状肌（切断后）

此时，将环状软骨后壁和气管上段从下咽前壁和颈段食管前分开。在第二、三气管环之间，切除杓状软骨下段的喉黏膜和后方的气管壁，这样操作会使喉气管部的切除变得容易（图 14-41）。

将杓状软骨的基底部固定在上份气管环的后部，进行喉气管连续性的重建（图 14-42）。

缝合杓状软骨间黏膜的切缘与气管后壁的上缘。将气管环的上缘和喉室侧壁的下缘进行缝合，完成前缘和侧缘的端端吻合。在气管环的底部和甲状软骨峡部的顶部进行锚定缝合。

在完成喉气管端端吻合之后（图 14-43），继续缝合甲状腺的上缘和甲状舌骨膜。这样的缝合对吻合口有很好的保护作用，能够确保两结构之间吻合的牢固性（在示例中，大部分甲状腺缺失，因此用上段气管周围组织和舌骨下颈筋膜加固重建层）。

此时，缝合胸骨舌骨肌的内侧缘后即完成手术，放置引流管，缝合气管造瘘口和皮肤，皮肤要缝合两层（本例为声门下腺样囊性癌，从气管侧可以清楚地看到肿瘤，图 14-44）。

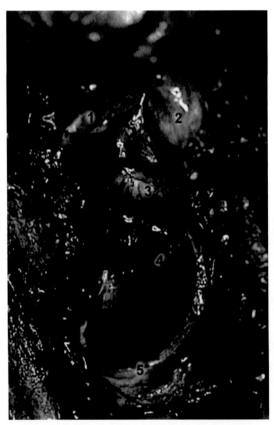

图 14-41　声门 - 声门下喉切除术中解剖（Ⅲ）。
1. 右杓状肌；2. 左杓状肌；3. 下咽；4. 气管膜部；
5. 气管环

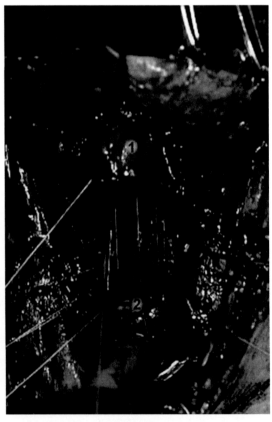

图 14-42　声门 - 声门下喉切除术中解剖（Ⅳ）。
1. 甲状软骨板；2. 气管环

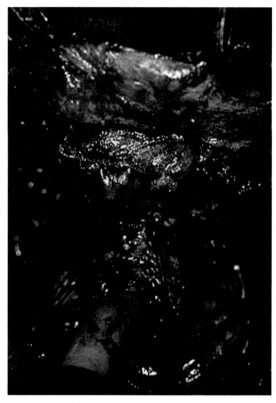

图 14-43　声门 – 声门下喉切除术中解剖（ V ）。1. 甲状软骨；2. 气管

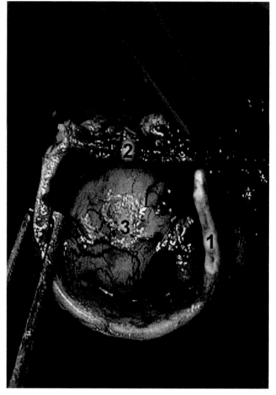

图 14-44　声门 – 声门下喉切除术中解剖(VI)。1. 气管环；2. 气管膜部；3. 肿瘤

五、全喉切除术

该术式的概念是由 P. Watson 提出的，P. Watson 可能是第一位完成该术式的人（1866年）。A.C. Billroth 成功地运用了该术式，并对该术式进行了完整的描述。尽管随后出现了各种可能的功能保留手术，但直到今天，全喉切除术仍占全部喉肿瘤手术的 1/4，尤其是进展期病变。

1. 手术原则　①从第一气管环到舌根，将整个喉切除（可能延及邻近结构，如梨状窝、甲状腺、气管、舌根）。②重建咽食管消化道，将其与气道分开。③缝合气管开口与颈前皮肤（永久性的气管造瘘术）。④可以做一个 I 期的发音瘘管（图 14-45）

2. 适应证　部分声门或声门下的 T2 期病变；跨声门的 T3 期病变；部分 T4 期病变（所有肿瘤侵袭范围广的患者，或患者的一般情况不允许采取进一步保喉功能保护治疗）。

3. 手术技术　全喉切除术的皮肤切口要做 André 切口，依次切开皮肤、皮下组织和颈阔肌。向上掀翻肌皮瓣至下颌骨下缘，这样能够充分暴露颈部前方和侧方术野（图 14-46）。

颈部淋巴结清扫之后，切断两侧的舌骨下肌群后向外上提拉，暴露甲状腺和喉下部，

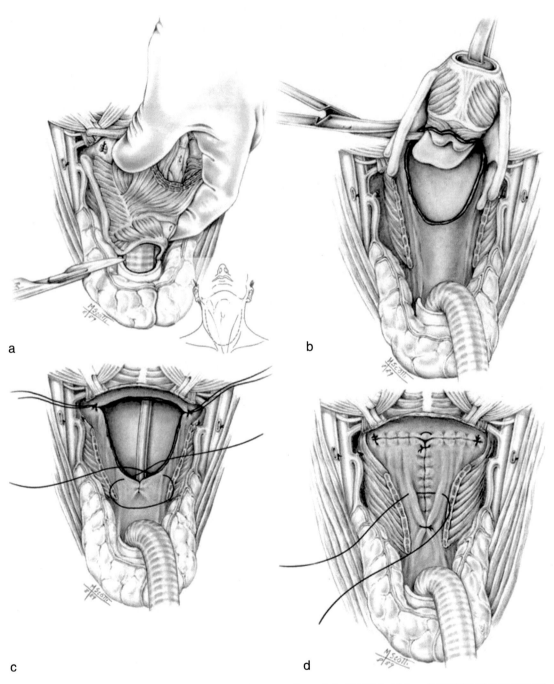

a

b

c

d

图 14-45　全喉切除术手术步骤示意图。（a）André 切口（完成颈清扫后）→切断颈根部的舌骨下肌群→沿舌骨上缘切断舌骨上肌群→结扎上血管蒂→切断下咽周围的咽下缩肌，将梨状窝从甲状软骨翼板上分离→从第一气管环上缘处离断；（b）保留梨状窝结构，将喉与下咽离断；（c）喉切除术和皱襞黏膜切除→将黏膜进行 T 字形缝合；（d）缝合黏膜下层→缝合肌层

将甲状腺峡部和腺叶从环状软骨上分离并向上拉（图 14-47）。

　　将舌骨大角向侧缘游离，然后从上到下用剪刀将舌骨大角周围的韧带、筋膜和肌肉游离；进行该操作时，剪刀的刀口必须紧贴在骨表面，以免损伤位于深面的舌动脉，完成舌骨游离。向上，切入点周围的舌骨上肌群和深层的疏松组织均被切除，直至舌会厌谷黏膜下层（图 14-48）。

　　分离、结扎喉上血管蒂，并在两侧的甲状舌骨膜层面将其切断（图 14-49）。

　　夹持喉体向侧方旋转，以暴露甲状软骨的侧缘，切开咽下缩肌和外侧的软骨膜，并切断咽下缩肌向下连接环状软骨的纤维（环咽肌）（图 14-50）。

　　经内侧软骨膜下径路，从甲状软骨翼板中份开始，继续分离梨状窝的前壁。将对侧的喉旋转，两侧都可以进行该操作。根据肿瘤的位置情况，保留梨状窝的黏膜，以便缩小由于喉切除术导致的缺损的面积（图 14-51）。

　　在第一软骨环的上方，全层切开气管的前缘和侧缘，在气管后壁的同一层面做切口，在环状软骨板下缘处，注意不要损伤颈段食管的前壁。同时，紧邻第一软骨环后方的喉下方的蒂也要被切断。将经口气管插管向下拉，插入到切开的气管内（图 14-52）。

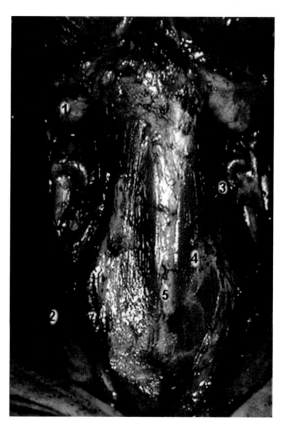

图 14-46　全喉切除术中解剖（Ⅰ）。1. 颌下腺；2. 胸锁乳突肌；3. 肩胛舌骨肌；4. 胸骨舌骨肌；5. 舌骨下白线

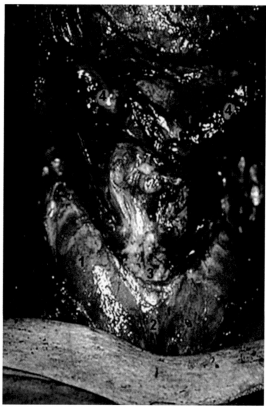

图 14-47　全喉切除术中解剖（Ⅱ）。1. 右侧甲状腺；2. 甲状腺峡部；3. 环状软骨；4. 舌骨下肌群（离断的）

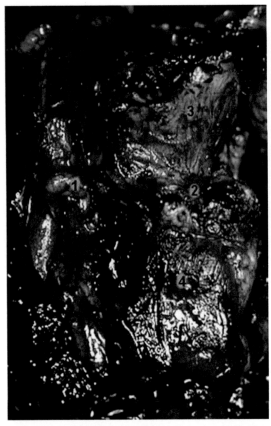

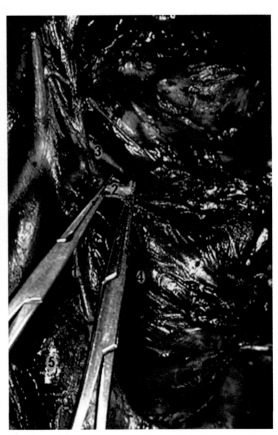

图 14-48　全喉切除术中解剖（Ⅲ）。1.甲状腺上动脉；2.舌骨；3.会厌前间隙；4.舌骨下肌群

图 14-49　全喉切除术中解剖（Ⅳ）。1.甲状腺上动脉；2.喉上动、静脉；3.喉上神经；4.咽下缩肌

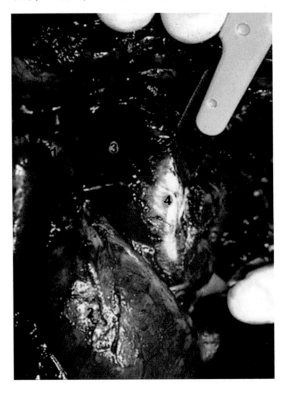

图 14-50　全喉切除术中解剖（Ⅴ）。1.甲状腺上动脉；2.右侧甲状腺；3.咽下缩肌；4.甲状软骨

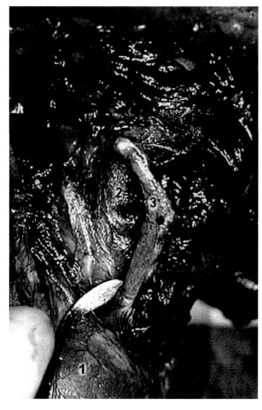 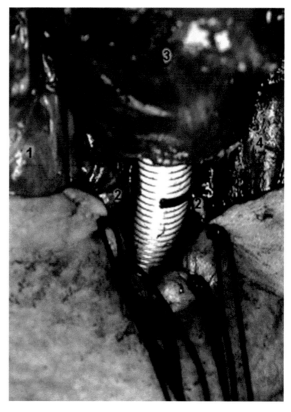

图 14-51　全喉切除术中解剖（Ⅵ）。1. 右侧甲状腺；2. 右侧梨状窝；3. 甲状软骨

图 14-52　全喉切除术中解剖（Ⅶ）。1. 右侧甲状腺；2. 气管环；3. 喉；4. 左侧甲状腺

　　将喉体向上翻转，用手术刀逐渐剥离梨状窝前壁和环后黏膜，将其与喉后壁分开，直到环状软骨底部（图 14-53）。

　　在环状软骨底部平面，沿着喉入口的轮廓切开黏膜（图 14-54）。

　　用剪刀将舌根部的黏膜切断后，喉体便完全分离（图 14-55）。

　　插入鼻饲管，并将两侧的外翻黏膜向上提拉，固定舌根的下缘和侧缘，形成一个底在上的三角形咽腔开口（图 14-56）。

　　用可吸收缝合线逐层、间断缝合，最后通过 T 字形缝合，将咽腔开口封闭（图 14-57）。

　　将黏膜垂直缝合后，两侧的黏膜可以同时进行横向缝合，中间形成一个 "U" 形缝合，关闭咽腔开口。第二层缝合在前一次缝合的外侧，采用间断外翻缝合，缝合线位于黏膜下层。咽腔口处的缝合一定要仔细谨慎，以防术后第一天发生唾液渗漏（图 14-58）。

　　第三层缝合是重建肌肉的连续性。沿中线将咽下缩肌的两侧切缘缝合起来，同时将甲状软骨后缘剥离的两层软骨膜一起缝合。咽下缩肌的上缘与舌骨上肌群的切缘再横向缝合（图 14-59）。

　　缝合气管造瘘口的前外侧缘（对应软骨环的位置）和下皮缘，缝合气管造瘘口的后缘和处于上方正中的皮瓣皮缘，完成气管开口和皮肤的连接吻合。将第一气管环的两边通过

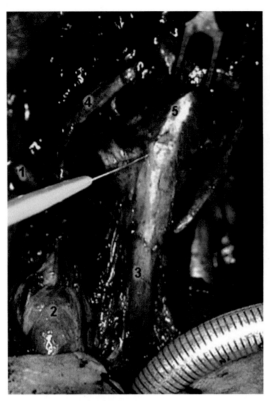

图 14-53　全喉切除术中解剖（Ⅷ）。1.甲状腺上动脉；2.右侧甲状腺；3.下咽；4.甲状软骨；5.环状软骨

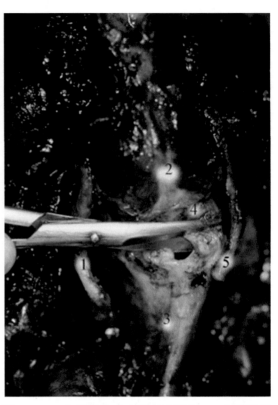

图 14-54　全喉切除术中解剖（Ⅸ）。1.右侧甲状软骨上角；2.环状软骨；3.颈段食管；4.左侧杓状软骨尖；5.左侧甲状软骨上角

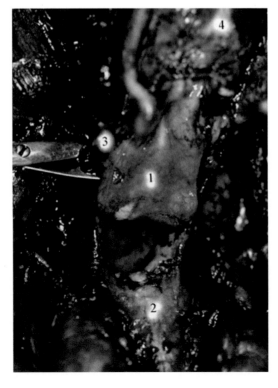

图 14-55　全喉切除术中解剖（Ⅹ）。1.舌骨上会厌；2.颈段食管；3.右侧舌骨大角尖；4.环状软骨

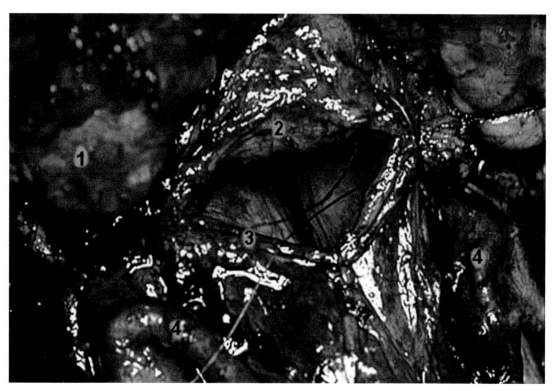

图 14-56　全喉切除术中解剖（Ⅺ）。1. 颌下腺；2. 舌根；3. 下咽黏膜；4. 甲状腺上动脉

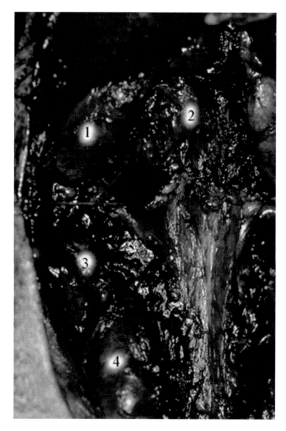

图 14-57　全喉切除术中解剖（Ⅻ）。1. 右侧颌下腺；
2. 舌根黏膜；3. 甲状腺上血管蒂；4. 右侧甲状腺

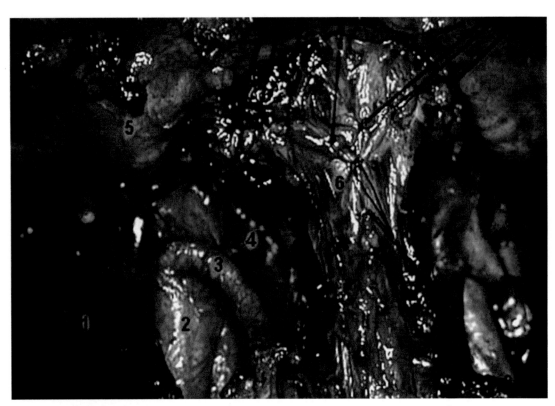

图 14-58　全喉切除术中解剖（ⅩⅢ）。1.胸锁乳突肌；2.颈外动脉；3.甲状腺上动脉；4.咽下缩肌；5.颌下腺；6.下咽黏膜下层

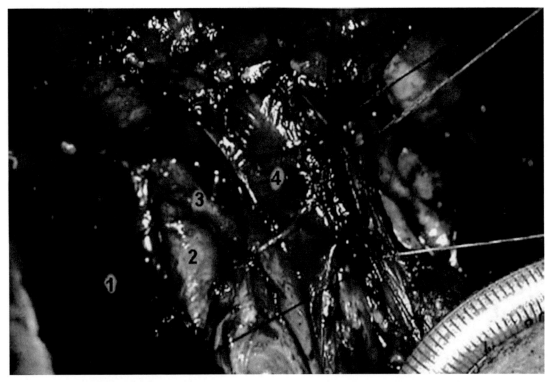

图 14-59　全喉切除术中解剖（ⅩⅣ）。1.胸锁乳突肌；2.颈外动脉；3.甲状腺上动脉；4.咽下缩肌

皮肤向外牵引可以保持气管造瘘口的宽度。放置引流管、缝合两层皮肤，完成手术。

六、改良根治性颈清扫术

　　该术式是在 20 世纪 60 年代初由 Osvaldo Suarez 在 Montevideo 提出的。从 21 世纪初，颈部淋巴结转移的标准治疗方案就是根治性颈清扫，由于 Ettore Bocca 的贡献，人们认识到该术式的重要性，并使其得到广泛使用。

　　1. 手术原则　①全部筋膜、脂肪组织和颈部淋巴结的切除；②保留胸锁乳突肌、颈内静脉和副神经；③如果适应证选择正确，对于局部控制疾病具有同样的可能性，效果同根治性颈清扫；④与根治性颈清扫术不同之处是该术式可双侧同时进行（图 14-60）。

　　2. 适应证及禁忌证　根据 Ettore Bocca 的观念，适用于所有淋巴结都没有肿瘤转移的患者。曾有颈部放疗史或因为颈部淋巴结清扫术导致生理淋巴引流途径发生改变的患者，是该手术的禁忌。

　　3. 手术技术　首选 André 切口（双侧同时进行对称性颈清扫的患者），切开皮肤、皮下组织和颈阔肌。

　　从颈浅筋膜层向上掀起肌皮瓣，上至下颌骨下缘和颏下缘；侧后方至斜方肌前缘；下方至锁骨上缘。向后方分离皮瓣时必须谨慎，勿损伤副神经的分支。在中线处掀翻皮瓣时，要紧靠皮下组织。

　　此术式可得到一个宽阔的术野，并且胸锁乳突肌中份可垂直穿过该术区，但此时术野仍被颈浅筋膜等覆盖，包括颈内静脉系统和颈浅神经丛的一些分支（图 14-61）。

　　清扫术通常由下至上，由后至前操作。首先，寻找斜方肌的前缘，然后辨别和分离副神经的外周分支，通常从进入斜方肌或出胸锁乳突肌的位置寻找这些分支，Erb 点上方约 1cm 处（图 14-62）。

　　V 区清扫通常不包括切除颈丛肌支（图 14-63）；必须保护膈神经。

　　颈外静脉结扎后，沿胸锁乳突肌前面将颈浅筋膜垂直切开（图 14-64）。

　　用手术刀从颈浅筋膜的外表面和胸锁乳突肌的内表面向上分离颈浅筋膜，并用纱布将其向上提拉。结扎切断颈横血管和支配斜方肌的颈丛分支以后，由后向前、由下向上，清扫锁骨上窝的筋膜和脂肪组织。再稍向下分离，便可识别出肩胛舌骨肌下腹（图 14-65）。

　　锁骨上窝区域的清扫向中线方向至颈内静脉，注意保护臂丛和副神经，切断颈外静脉。在颈部的左侧，要注意识别胸导管，必要时结扎。

　　回到起点，此时，下颌后静脉和颈外静脉在腮腺的下极处被结扎。用 Farabeuf 拉钩拉起二腹肌后腹和茎突舌骨肌。另一个拉钩横向拉开胸锁乳突肌。手术的上游标记是寰椎的横突，通过触诊易于识别。术区可以清晰地辨别颈内静脉及通过颈内静脉表面的副神经（图 14-66）。

　　ⅡB 区的疏松组织经过副神经下方进入ⅡA 区；牵开后显露深层的肌肉，主要是肩胛

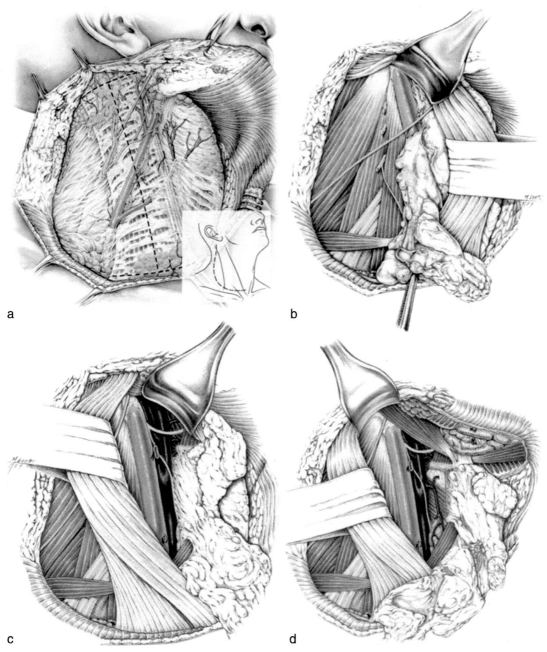

a

b

c

d

图 14–60　改良根治性颈清扫术手术步骤示意图。（a）André 切口，从颈浅筋膜上分离颈阔肌→沿着胸锁乳突肌切开颈浅筋膜；（b）清扫锁骨上间隙（Ⅵ区）、副神经、膈神经、颈丛肌支；（c）清扫颈动、静脉区（Robbins Ⅱ – Ⅲ – Ⅳ区），保留颈内静脉、迷走神经、副神经主干和舌下神经；（d）向内侧尽可能清扫到舌骨水平，整个标本必须维持与喉的连续性

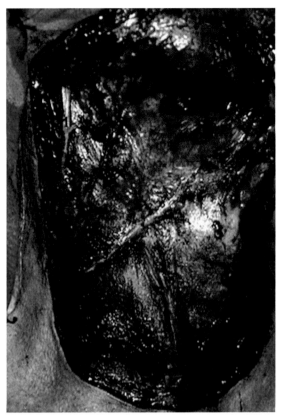

图 14-61　改良根治性颈清扫术中解剖（Ⅰ）。1.耳大神经；2.颈外静脉；3.颈神经皮支；4.颌下腺；5.胸锁乳突肌

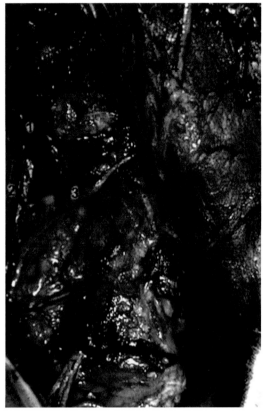

图 14-62　改良根治性颈清扫术中解剖（Ⅱ）。1.肩胛提肌；2.斜方肌；3.副神经；4.耳大神经；5.Erb点；6.颈神经皮支；7.支配斜方肌的颈神经

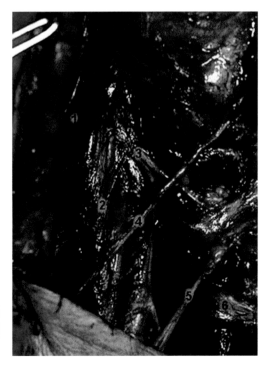

图 14-63　改良根治性颈清扫术中解剖（Ⅲ）。1.斜方肌；2.肩胛提肌；3.颈丛；4.副神经；5.颈丛的斜方肌分支；6.颈横血管束

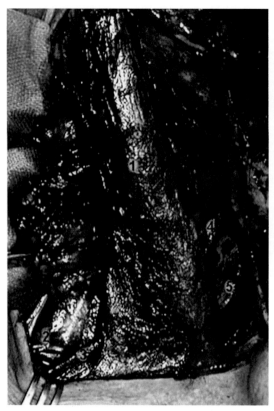

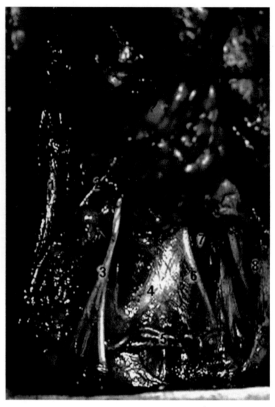

图 14-64　改良根治性颈清扫术中解剖（Ⅳ）。1.胸锁乳突肌；2.颈横动、静脉；3.肩胛舌骨肌下腹；4.肩胛舌骨肌上腹；5.舌骨下肌群

图 14-65　改良根治性颈清扫术中解剖（Ⅴ）。1.斜方肌；2.副神经；3.颈丛的斜方肌分支；4.臂丛；5.颈横动、静脉；6.膈神经；7.前斜角肌；8.颈内静脉

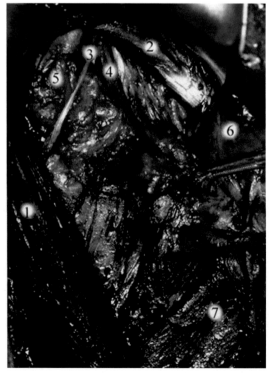

图 14-66　改良根治性颈清扫术中解剖（Ⅵ）。1.胸锁乳突肌；2.二腹肌后腹；3.副神经主干；4.颈内静脉；5.Robbins ⅡB区；6.右侧颌下腺；7.肩胛舌骨肌

提肌和头夹肌（图 14-67）。

以迷走神经为参照，继续向下，由外向内清扫 Robbins Ⅲ 区和Ⅳ区组织（图 14-68）。

同时，将舌下神经及其降支与筋膜组织分离（图 14-69）。

采取外膜下入路，游离颈内静脉（在结扎甲状腺舌面主干和属支后），然后游离颈动脉（图 14-70）。

沿咽旁间隙继续清扫，注意保护甲状腺上动脉。面静脉结扎后，切除颌下腺，但注意保护腮腺。手术时，必须保护好面神经的分支，操作前要辨别面神经的分支。向前清扫至中线区，并清扫颏下区（颏下三角）和舌骨下肌群表面的颈浅筋膜（图 14-71）。

完成清扫：所有向前和外侧的腔隙，都必须彻底清除筋膜和疏松组织。在水平方向，从斜方肌的前缘和头夹肌开始，清扫至前中线；在垂直方向，从颈内静脉二腹肌区和颌下区清扫至锁骨上区。如果在清扫术后立即行喉的手术，应该在清扫结束后，通过舌骨将清扫的标本和喉体连接起来，保持清扫组织和喉体的连续性（图 14-72）。

4. 解剖变异　观察到最多的变异如下：①副神经的外周分支走行在颈内静脉下方而不

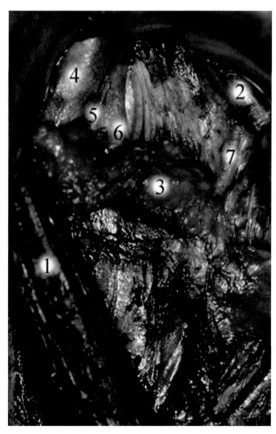

图 14-67　**改良根治性颈清扫术中解剖（Ⅶ）。** 1. 胸锁乳突肌；2. 二腹肌后腹；3. 清扫组织标本；4. 肩胛提肌；5. 副神经主干；6. 颈内静脉；7. 舌静脉

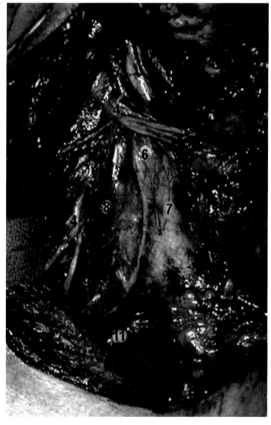

图 14-68　**改良根治性颈清扫术中解剖（Ⅶ）。** 1. 胸锁乳突肌；2. 肩胛提肌；3. 副神经；4. 颈丛；5. 舌下神经；6. 颈动脉分叉；7. 颈内静脉；8. 前斜角肌；9. 膈神经；10. 舌下神经降支；11. 肩胛舌骨肌

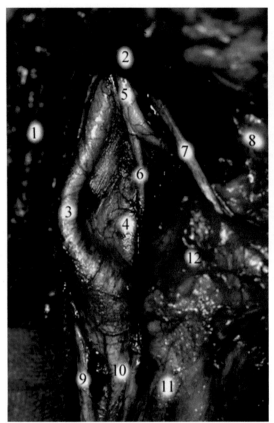 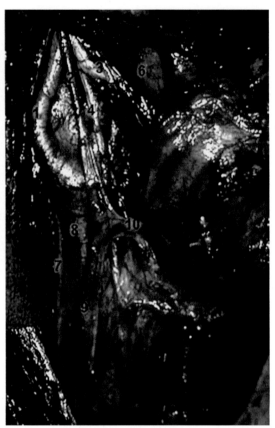

图 14-69　改良根治性颈清扫术中解剖（Ⅸ）。1.胸锁乳突肌；2.二腹肌后腹；3.颈内动脉；4.颈外动脉；5.舌下神经；6.舌下神经降支；7.舌静脉；8.右侧颌下腺；9.迷走神经；10.颈总动脉；11.颈内静脉；12.清扫下来的组织

图 14-70　改良根治性颈清扫术中解剖（Ⅹ）。1.颈内动脉；2.颈内静脉；3.舌下神经；4.舌下神经降支；5.二腹肌；6.颌下腺；7.迷走神经；8.颈总动脉；10.甲-舌-面静脉干

是上方，或神经完全走行在胸锁乳突肌的外侧；②颈内静脉的分支，有时向后分支，或除了甲状腺颌面部静脉干外，还分出甲状腺中静脉；③颈动脉的分叉，常位于舌骨大角水平，但实际应该位于更低的位置；④颈内动脉在分叉上方出现弯曲（常见）（图 14-73），颈动脉分出三支（罕见）（图 14-74）。

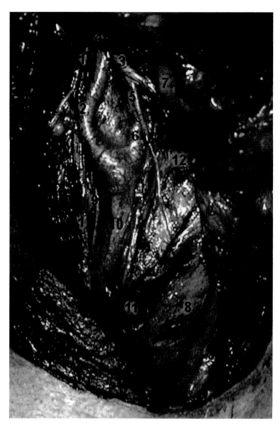

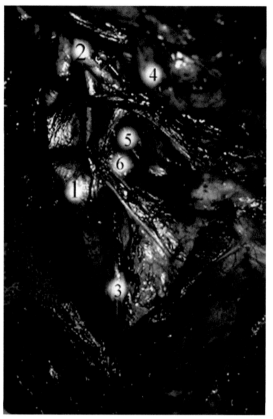

图 14-71　改良根治性颈清扫术中解剖（Ⅺ）。
1. 颈内静脉；2. 颈内动脉；3. 舌下神经；4. 二腹肌；
5. 舌下神经降支；6. 颈外动脉；7. 颌下腺；8. 胸
骨舌骨肌；9. 迷走神经；10. 颈总动脉；11. 肩胛
舌骨肌；12. 舌骨大角

图 14-72　改良根治性颈清扫术中解剖（Ⅻ）。1. 颈
动脉分叉；2. 舌下神经；3. 舌下神经降支；4. 颌下
腺；5. 喉上神经；6. 喉上血管束

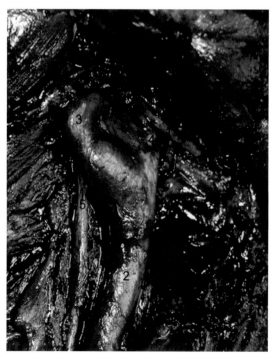

图 14-73　改良根治性颈清扫术中解剖（ⅩⅢ）。1. 舌
下神经；2. 颈总动脉；3. 颈内动脉；4. 颈外动脉；5. 迷
走神经

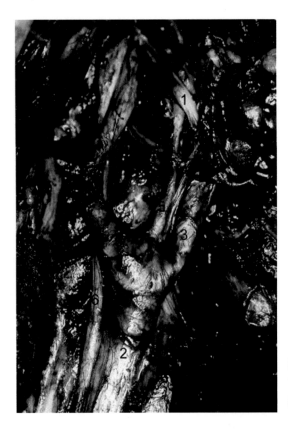

图14-74　改良根治性颈清扫术中解剖（ⅩⅣ）。1.舌下神经；2.颈总动脉；3.颈外动脉；4.颈内动脉；5.畸形的面动脉；6.迷走神经

关键内容

　　内镜的激光手术给耳鼻喉科手术带来了新的、改革性的概念，如个体化手术的概念。与之前传统的颈部手术方式不同，它大大减少了术后的发病率、住院费用，并降低了后续的治疗费用。

　　对每个人而言，学习手术技术都需要时间来消化和吸收这些理论知识。但即便如此，当把学到的知识与实际情况联系起来时，还是发现能够实际应用的理论知识有限。不过，掌握一部分知识比一无所知好，事情总是可以改变的。

（王振晓　刘会战　译）

参考文献

1.Remacle M, Eckel HE, Antonelli A et al（2000）Endoscopic cordectomy:a proposal for a classification by the Working Committee, European Laryngological Society. Eur Arch Otorhinolaryngol 257:227–231

2.Remacle M, Van Haverbeke C, Eckel H, Bradley P, Chevalier D, Djukic V, de Vincentiis M, Friedrich G, Olofsson J, Peretti G, Quer M, Werner J（2007）Proposal for revision of the European Laryngological Society classification of endoscopic cordectomies. Eur Arch Otorhinolaryngol 264:499–504

3.Lucioni M, Marioni G（2008）Clinically based comments on the proposal for revision of the European

Laryngological Society（ELS）classification of endoscopic cordectomies. Eur Arch Otorhinolaryngol 265:613–615

4.Remacle M（2008）Clinically based comments on the proposal for revision of the European Laryngological Society（ELS）classification of endoscopic cordectomies. Eur Arch Otorhinolaryngol 265:1143–1144, Reply to the letter to the editor by Lucioni and Marioni

5.Peretti G, Cappiello J, Nicolai P, Smussi C, Antonelli AR（1994）Endoscopic laser excisional biopsy for selected glottic carcinoma. Laryngoscope 104:1276–1279

6.Sjogren EV, vanRossum MA, Langeveld TP et al（2008）Voice outcome in T1a midcord glottic carcinoma: laser surgery vs radiotherapy. Arch Otolaryngol Head Neck Surg 134:965–972

7.Lucioni M, Bertolin A, D'Ascanio L, Rizzotto G（2012）Margin photocoagulation in laser surgery for early glottic cancer: impact on disease local control. Otolaryngol Head Neck Surg 146:600–605

8.Lucioni M, Marioni G, Bertolin A, Giacomelli L, Rizzotto G（2011）Glottic laser surgery: outcomes according to 2007 ELS classification. Eur Arch Otorhinolaryngol 268:1771–1778

9.Alonso JM（1947）Conservative surgery of cancer of the larynx. Trans Am Acad Ophthalmol Otolaryngol 51:633–642

10.Rouvière H（1938）Lymphatic system of the head and neck.（trans: Tobias M）. Edwards Brothers, Ann Arbor

11.Serafini I（1988）Reconstructive surgery after total or partial laryngectomy. Acta Otorhinolaryngol Ital 8（Suppl 20）:37–48

12.Labayle O, Bismuth R（1971）La laryngectomie totale avec reconstruction. Ann Otolaryngol 88:219–228

13.Piquet JJ, Desaulty A, Decroix G（1974）La crico-ioido-epiglotto-pexie. Tecnique operatoire et resultats fonctionels. Ann Otolaryngol Chir Cervicofac 91:681–690

14.Rizzotto G, Succo G, Lucioni M, Pazzaia T（2006）Subtotal laryngectomy with tracheohyoidopexy: a possible alternative to total laryngectomy. Laryngoscope 116（10）:1907–1917

15.Schwartz AW（1978）Dr. Theodor Billroth and the first laryngectomy. Ann Plast Surg 1（5）:513–516

16.Suarez O（1963）El problema de la metastasi linfatica y alejudus del cancer de laringe e hipofaringe Rev. Otorinolaring 23:83–99

17.Ferlito A, Rinaldo A（2004）Osvaldo Suarez: often-forgotten father of functional neck dissection in the non-Spanish literature. Laryngoscope 114（7）:1177–1178

18.Bocca E, Pignataro O（1967）A conservation technique in radical neck dissection. Ann Otol Rhinol Laryngol 76:975–987